AF476620

PRÉCIS
DE
THÉRAPEUTIQUE OCULAIRE

PAR

Le Docteur SCRINI

CHEF DE CLINIQUE OPHTALMOLOGIQUE DE LA FACULTÉ DE PARIS
A L'HÔTEL-DIEU

N'oubliez jamais que vous étudiez et que vous pratiquerez l'art de guérir. Considérez donc la thérapeutique comme le but suprême vers lequel doivent vous guider le plus sûrement, par les chemins divers, toutes les connaissances qui constituent la science médicale.

PANAS. Leçon de clinique, 1882
Progrès médical.

PRÉFACE du Professeur DE LAPERSONNE

PARIS

G. STEINHEIL, ÉDITEUR

2, RUE CASIMIR-DELAVIGNE, 2

1904

PRÉCIS

DE

THÉRAPEUTIQUE OCULAIRE

DU MÊME AUTEUR

Absorption du curare par l'œil (en collaboration avec le Dr Mermet). *Société de Biologie*, 8 octobre 1897.

Des collyres huileux, leurs avantages sur les collyres aqueux et les pommades, Thèse de Paris, 1898, G. Steinheil, éditeur (Récompensée à l'Académie de Médecine, Prix Meynot, 1899).

Divers mémoires sur les collyres huileux. *Archives d'ophtalmologie*, septembre 1898, janvier 1899, février 1900. — *Congrès international de Médecine*, Section d'Ophtalmologie, 1900. — *La Clinique ophtalmologique*, avril 1902. — *Bulletin des Sciences pharmacologiques*, janvier 1903.

La nirvanine en ophtalmologie, valeur et conservation de ses préparations (en collaboration avec le Dr Artault). *Archives d'ophtalmologie*, décembre 1899.

Recherches cliniques sur le strabisme des nouveau-nés. — Le strabisme fonctionnel congénital existe-t-il ? *Archives d'ophtalmologie*, mai 1901.

Remarques cliniques sur le traitement mercuriel en général et celui par les injections huileuses de biiodure de mercure en particulier. *Archives d'ophtalmologie*, avril 1902.

Des hémorrhagies intra-oculaires dites essentielles (en collaboration avec le Dr Bourdeaux). *Archives d'ophtalmologie*, mars 1903.

Des agents physiques en thérapeutique oculaire, *Journal des Praticiens*, 6 juin et 17 octobre 1903.

Un cas d'exophtalmie unilatérale par projection volontaire et intermittente du globe oculaire (en collaboration avec le Dr Bourdeaux). *Archives d'ophtalmologie*, décembre 1903.

De la chaleur sèche en ophtalmologie (cautérisation). *Archives gén. franç. de thérapeutique physique*, février 1904.

PRÉCIS
DE
THÉRAPEUTIQUE OCULAIRE

PAR

Le Docteur SCRINI

CHEF DE CLINIQUE OPHTALMOLOGIQUE DE LA FACULTÉ DE PARIS
A L'HÔTEL-DIEU

N'oubliez jamais que vous étudiez et que vous pratiquerez l'art de guérir.
Considérez donc la thérapeutique comme le but suprême vers lequel doivent vous guider le plus sûrement, par les chemins divers, toutes les connaissances qui constituent la science médicale.

PANAS. Leçon de clinique, 1882.
Progrès médical.

PRÉFACE du Professeur DE LAPERSONNE

PARIS

G. STEINHEIL, ÉDITEUR

2, RUE CASIMIR-DELAVIGNE, 2

1904

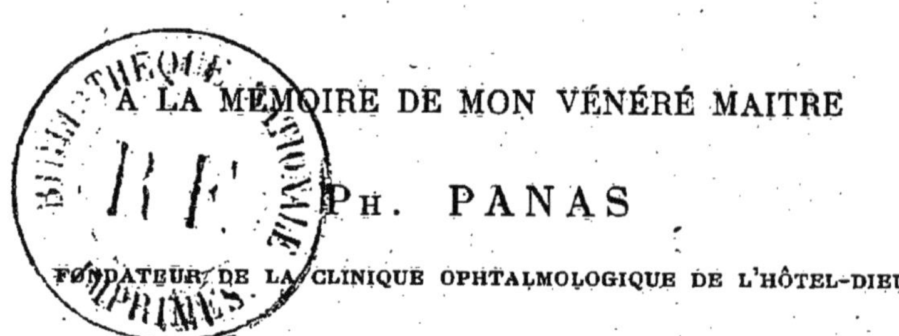

À LA MÉMOIRE DE MON VÉNÉRÉ MAITRE

PH. PANAS

FONDATEUR DE LA CLINIQUE OPHTALMOLOGIQUE DE L'HÔTEL-DIEU

PRÉFACE

Par thérapeutique oculaire, il faut entendre l'ensemble des moyens mis en pratique pour le traitement et la guérison des maladies des yeux. Il ne saurait donc exister en ophtalmologie une thérapeutique médicale distincte de la thérapeutique chirurgicale ; elles se confondent intimement. Pour ne citer qu'un exemple, ne voit-on pas par quelle série d'actes, relevant les uns de la médecine, les autres de la clinique, il est nécessaire de passer pour rendre la vue à un cataracté, depuis le moment où on lui met une goutte de collyre à l'atropine pour l'examen jusqu'au moment où on lui choisit les verres correcteurs de son aphakie : préparation de l'état général, anesthésie locale par la cocaïne, asepsie rigoureuse du champ opératoire de la cataracte, pansements et soins consécutifs, traitement des accidents secondaires, etc.

Ainsi définie, la thérapeutique est très vaste, elle peut être considérée comme l'aboutissant, comme le but final de l'enseignement ophtalmologique, comme de toute science médicale.

Mais l'acte opératoire en lui-même exige une technique spéciale, dont les préceptes doivent être étudiés séparément. Il en est de même pour l'examen anatomique et bactériologique des lésions, ainsi que pour les mensurations qui permettent d'arriver à la correction optique.

C'est pourquoi dans le *Cours de perfectionnement* que j'ai institué depuis deux ans à la Clinique ophtalmologique à l'Hôtel-Dieu, à côté de la médecine opératoire, de l'ophtalmométrologie, de la bactériologie et de l'anatomie pathologique, j'ai fait une place importante à la *technique thérapeutique*. J'ai chargé M. Scrini de donner à nos élèves, en quelques conférences, les principes qui doivent les guider dans l'application des moyens thérapeutiques, tant médicaux que chirurgicaux, que nous avons à notre disposition.

Ce sont ces conférences qu'il a condensées dans ce petit volume. Il ne faudra donc pas s'étonner d'y trouver juxtaposée l'étude des mydriatiques et des myotiques, des agents physiques ou chimiques, modificateurs des circulations locales, et l'exposé des moyens que nous employons pour arriver à une bonne antisepsie, ainsi qu'à l'anesthésie locale ou générale. A la fin de l'ouvrage, se trouve une sorte de formulaire ophtalmologique dont l'utilité pratique est très grande.

M. Scrini était tout désigné pour entreprendre cette tâche et pour la conduire à bien. Depuis quelques années il s'est spécialement attaché à l'étude de plusieurs médications nouvelles et l'on sait la grande part lui revenant dans l'adoption des collyres huileux.

A chaque page de ce livre se reflètent les idées de Panas, pour lequel il fut plus qu'un disciple fidèle et qu'il entoura jusqu'à la dernière heure d'un dévouement filial.

F. DE LAPERSONNE.

Paris, Mai 1904.

PRÉCIS

DE

THÉRAPEUTIQUE OCULAIRE

CHAPITRE PREMIER

ASEPSIE

§ 1. — Définition et considérations générales.

Les anciens considéraient l'inflammation comme un processus vital à l'aide duquel l'organisme se débarrassait du principe morbifique venu du dehors. John Hunter, d'impérissable mémoire, avait divisé l'inflammation, qu'il croyait une dans son essence, en plusieurs degrés, depuis la simple inflammation plastique jusqu'à celle qui, par suite de son intensité même, provoquait la suppuration et la gangrène des tissus. Le traitement n'avait, dès lors, qu'un but : celui de calmer la véhémence du processus réactionnel par l'usage de topiques tels que : l'eau, le cérat, les cataplasmes, etc., à l'exclusion de tout agent irritant.

Les découvertes modernes fondées sur l'expérimentation et la clinique nous ont conduit vers la connaissance des vraies causes capables de provoquer des troubles plus ou moins graves dans l'organisme vivant. Cette nouvelle doctrine basée sur les mémorables travaux de Pasteur, de Tyndall, de Lister, nous enseigne que toute plaie non infectée se réunit, par première intention, c'est-à-dire par un processus nutritif analogue à celui que possèdent les tissus sains. Tout ce qui dépasse un certain mouvement fluxionnaire, tout travail s'accompagnant de fièvre devient l'indice d'une infection : d'où le précepte important de s'adresser dans les cas de plaies à des pansements capables de les protéger contre tout contact délétère.

Un fait connexe et non moins important, que Lister le premier a reconnu, c'est qu'une fois la contamination de la plaie survenue, il devient difficile sinon impossible d'empêcher la suppuration et ses conséquences, c'est-à-dire les effets destructeurs sur les tissus. Aussi, a-t-on vite tiré parti de cette connaissance pour admettre la nécessité de protéger toute plaie avant même que l'infection s'y soit établie. Il en résulte que la méthode antiseptique constitue une branche de l'hygiène de la prophylaxie. Elle vise à prévenir l'infection plutôt qu'à la combattre. Elle s'adresse non plus au processus de réparation qui évolue, grâce aux lois générales de la nutrition, mais aux agents qui peuvent la troubler et la faire dévier de son type régulier et normal.

C'est pour n'avoir pas compris sa doctrine que beaucoup ont fait de Lister un partisan exclusif de l'acide phénique, que d'autres ont sérieusement cru l'imiter en substituant à son pansement des compresses ou du coton imbibés d'une solution aqueuse, alcoolique ou huileuse quelconque, qu'on a cru enfin que l'application d'un nouveau topique devait faire changer de nom à la méthode.

La vraie doctrine consiste à considérer l'organisme comme un terrain favorable à l'envahissement des microbes. Il faut donc défendre l'organisme contre eux, les empêcher de s'y déposer ou les rendre stériles sur place. Le moyen employé peut varier suivant la région et l'organe, mais le but reste invariablement le même. L'adoption de la méthode antiseptique, à laquelle on cherche aujourd'hui à opposer la méthode aseptique, a réalisé un grand progrès tant en chirurgie générale qu'en chirurgie oculaire. Grâce à elle, tout ce qui concerne la médecine opératoire et même le traitement des ophtalmies, des ulcères cornéens ont changé de face. Elle a apporté une sûreté dans les résultats opératoires que ne saurait donner seule l'habileté du chirurgien.

Qu'il s'agisse d'une opération intéressant le globe de l'œil lui-même ou d'une intervention attaquant les muscles, les paupières ou l'orbite, il est du devoir de tout chirurgien d'observer rigoureusement chaque fois les règles de l'antisepsie et de l'asepsie sans lesquelles le résultat définitif sera incertain.

Si, par l'antisepsie, on combat les germes microbiens en empêchant leur développement et en neutralisant leurs effets ; si, par l'asepsie, on obtient leur destruction il est aisé de concevoir que ces deux procédés ne peuvent être mis en opposition ou être adoptés l'un à l'exclusion de l'autre. On parvient *à stériliser* les objets de pansements, les instruments, car on détruit les microbes qui les rendent septiques, mais il est impossible de réaliser *l'asepsie* dans le vrai sens du mot, d'un *terrain* sur lequel vivent normalement des microbes. L'action combinée de l'asepsie et de l'antisepsie est donc nécessaire et d'autant plus indispensable en ophtalmologie que le *terrain* est plus facilement infecté et infectable.

En dehors des cas où il y a une infection préexistante à l'intervention, on sait combien dangereuses sont les sécrétions des glandes palpébrales, des culs-de-sac conjonctivaux et des voies lacrymales. Weeks, Felser, Panas, Gifford et d'autres n'ont-ils pas démontré que le bord libre des paupières est souillé, à l'état normal, par des microbes tels que le *staphylococcus aureus* et *albus* qui sont un danger permanent d'infection par contact de la plaie cornéenne dans les cas d'opération de la cataracte ou de l'iridectomie.

Ce fait n'a-t-il pas été plusieurs fois confirmé et Gayet entre autres, en examinant la sécrétion des culs-de-sac conjonctivaux — *indemnes de toute infection* — n'y a-t-il pas trouvé ces mêmes microbes pyogènes dans une proportion de 64 p. 100 ?

Aussi, je pense, comme le proposait hier encore Panas, que le terme d'*asepsie* doit seul être conservé aujourd'hui et s'étendre à tous les moyens mis en œuvre contre les agents infectieux, tant du matériel que du champ opératoire lui-même, des régions voisines ou des mains du chirurgien et de ses aides.

§ 2. — Des moyens de réaliser l'asepsie.

Pour réaliser l'asepsie en chirurgie oculaire on se sert, tout comme en chirurgie générale, de moyens : *mécaniques*, *physiques* et *chimiques*.

1. — Moyens mécaniques.

Les moyens mécaniques simples et efficaces ne comportent en somme que des soins de propreté, mais d'une propreté méticuleuse qui ne saurait être excessive. Ils sont relatifs d'abord aux mains du chirurgien et des aides, qui doivent être savonnées longuement, brossées énergiquement, et au malade, dont la région opératoire doit faire l'objet d'une semblable toilette. Celle-ci sera savonnée, lavée et, s'il le faut, épilée ou rasée, puis protégée.

Ils consistent encore en pansement post-opératoire, en drainage et sutures.

Je ferai observer que le savonnage classé dans les moyens mécaniques peut rentrer également dans les moyens chimiques, étant donné l'action bactéricide du savon par lui-même et par son alcali libre.

2. — Moyens physiques.

Les moyens physiques constituent un des procédés les meilleurs et les plus sûrs pour la stérilisation des instruments et des objets de pansement. Ils comprennent la chaleur sous deux formes : la chaleur sèche et la chaleur humide.

1° **La chaleur sèche.** — Limitée dans son emploi, elle offre quelques applications dans l'action directe de la flamme sur les instruments à aseptiser soit par le *flambage*, soit par le *punch aux instruments*. Mais, si pratiques que soient ces deux procédés ils ne doivent être utilisés qu'en cas d'absolue nécessité. On connaît les effets de la flamme sur les lames et tranchants des instruments de chirurgie oculaire d'une exquise délicatesse, et l'on sait que ces procédés ne donnent pas une sécurité rigoureuse pour les instruments à surface irrégulière.

Dans une assiette en métal ou en faïence résistante, on dispose les instruments sur lesquels on verse un peu d'alcool. On allume et on laisse agir la flamme un certain temps, non sans avoir le soin de l'éteindre avant que les lames des instruments aient pris la teinte bleuâtre caractéristique de la détrempe, soit en projetant de l'eau stérilisée, soit en étalant une compresse humide également aseptique. Voilà le punch aux instruments.

Le même résultat est obtenu en passant à plusieurs reprises et d'autant plus rapidement qu'ils sont plus fins et délicats, chacun des instruments dans la flamme d'une lampe à alcool. C'est le flambage. C'est là un travail assez long auquel on aura recours, comme au punch, en cas d'urgence ou au cours de l'intervention lorsqu'on a des raisons de craindre la souillure de l'instrument (de Lapersonne). Mais, je le répète, il est nécessaire d'apporter et pour l'un et pour l'autre le plus grand ménagement.

Etuves. — Avec les étuves, on obtient une température supérieure à 160° sans les inconvénients et les incertitudes des deux moyens précédents.

L'étuve (Poupinel, Morax) consiste en une boîte de cuivre chauffée par une rampe de gaz. De forme rectangulaire à double paroi, elle contient dans ses parois de l'air ou du sable, ce qui permet à la chaleur de se répartir régulièrement et assez uniformément. Elle sert à stériliser surtout les objets de pansement : bandes, ouate, gaze, compresses qui, même imprégnées de solutions antiseptiques, renferment (ceux fournis au moins par le commerce) des microbes. L'opération nécessite une heure en moyenne, pour donner le temps à la chaleur de pénétrer les masses et d'agir sur les microbes et les spores surtout. Une surveillance constante mettra à l'abri du coup de feu roussissant le matériel. Il convient d'ajouter que l'étuve peut également servir à la stérilisation des instruments, mais à la condition de se conformer aux règles suivantes.

Les instruments, renfermés dans des boîtes métalliques sans soudures et fermant hermétiquement ou placés sur des chevalets ou sur des plateaux métalliques, ne doivent être mis à l'étuve que lorsque le thermomètre aura accusé une température de 120°. A ce moment seulement sont introduits les instruments et on laisse la température intérieure s'élever à 150° ou 160°. Cette température supérieure de 30° à 40° à celle indiquée par le thermomètre extérieur de l'étuve est généralement atteinte en 10 ou 20 minutes, suivant la quantité de sable et son tassement. Je n'ai en vue ici que l'étuve à haute température,

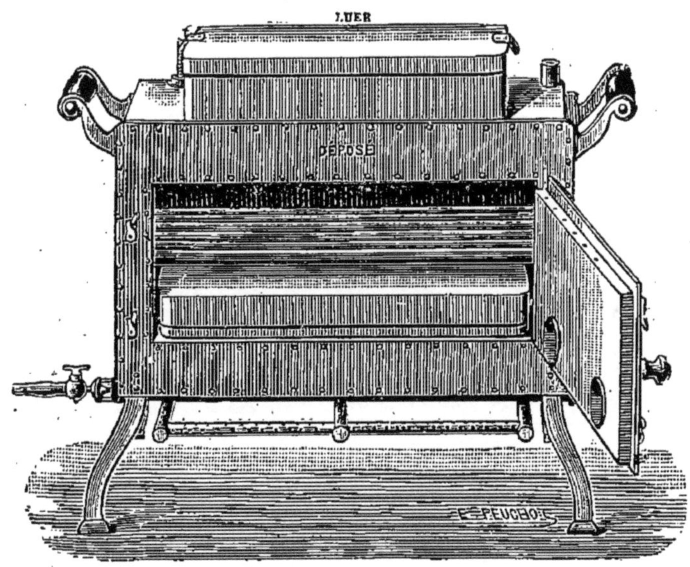

Fig. 1. — Stérilisateur à air de Poupinel.

l'étuve Poupinel. On éteint et on retire les instruments. Fait à noter, des couteaux aussi délicats que ceux à cataracte peuvent être exposés à l'action de ces stérilisateurs une dizaine de fois. Il faut pour cela qu'ils coupent bien et qu'ils n'aient reçu entre temps aucun dommage (fig. 1).

Ces appareils rendent donc de réels services malgré les inconvénients d'irrégularité et de lenteur. Comme cependant la rapidité est une chose importante, une étuve électrique remplirait ce desideratum. Morax, tout récemment,a essayé de suspendre dans les parois à vide de l'étuve Poupinel des radiateurs Godin qui, bien maniés, suppriment tous les inconvénients de la précédente. Cet appareil n'est utilisable que lorsqu'on dispose d'une installation électrique ou que l'on peut se brancher sur le courant de la ville.

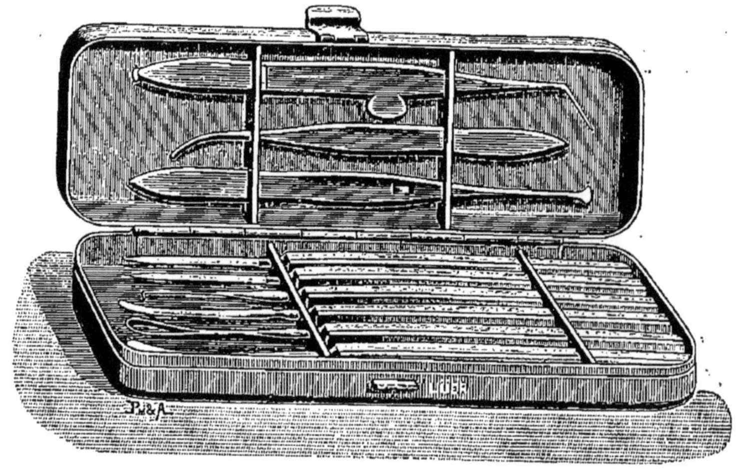

Fig. 2. — Boîte métallique portative.

Ainsi stérilisés, les objets de pansement et les instruments renfermés dans des boîtes portatives, en nickel, fermant hermétiquement, peuvent être longtemps conservés aseptiques et tenus en réserve (fig. 2). Les instruments notamment n'y auront pas souffert : pas d'oxydation, pas de défilage, pas de détrempe (fig. 3).

2° **La chaleur humide**. — Elle offre un mode de stérilisation plus rapide et aussi sûre que la chaleur sèche. On l'utilise soit sous forme de liquides portés à leur point d'ébullition, soit sous forme de vapeur d'eau avec ou sans pression.

Bien que pour détruire certains germes, l'ébullition de l'eau doive être prolongée, il n'en est pas moins vrai que par sa simplicité et sa commodité, elle est un bon moyen puisqu'elle assure dans une large mesure la stérilisation des instruments. D'ailleurs, l'action de l'eau bouillante, pourvu que l'ébullition soit continuée pendant au moins un quart d'heure, n'est pas aussi néfaste que celle de l'étuve. Enfin ce procédé n'exige pas plusieurs séries d'instruments ni un appareil spécial.

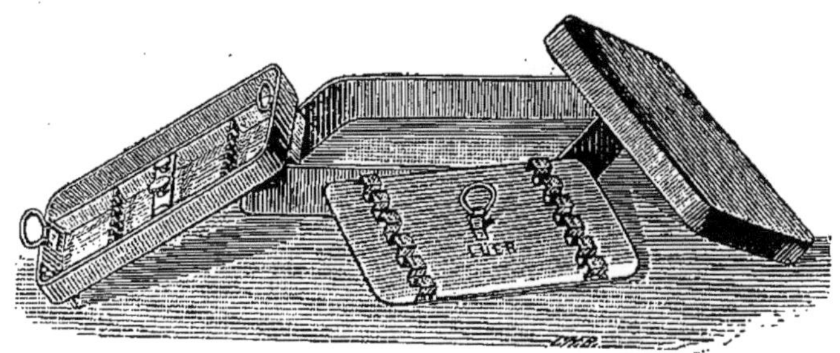

Fig. 3. — Boîte métallique portative.

On se sert habituellement de bouilleurs dont il existe de nombreux modèles. La figure 4 représente un bouilleur avec cage intérieure en fil métallique et chevalet pour les instruments.

En ajoutant à l'eau certains sels (Bergmann, Schimmelbusch), du carbonate de soude ou du benzoate de soude dans la proportion de 2 p. 100 environ, d'abord l'oxydation des instruments est évitée et le point d'ébullition de l'eau est élevée de 100 à 104 degrés ; ce qui est une garantie nouvelle de la stérilisation parfaite.

C'est donc là un moyen facile, commode, à la portée de tous et applicable partout. Avec une pince spéciale, on retire du bouilleur les instruments que l'on place sur un plateau préalablement flambé, ou dans lequel on aura mis une solution antiseptique n'attaquant pas les instruments, telle que la solution de biiodure d'hydrargyre de Panas.

La vapeur d'eau, avec ou sans pression, qui présenterait sur la chaleur sèche, l'avantage d'assurer une action

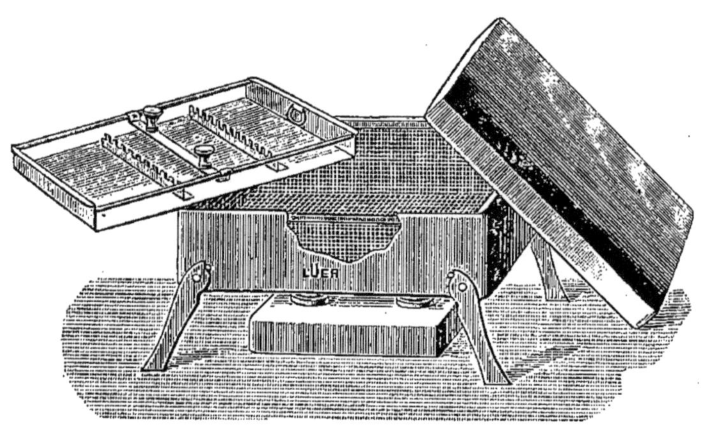

Fig. 4. — Bouilleur avec cage intérieure en fil métallique et chevalet pour les instruments.

prompte et sûre et une graduation exacte de la température, a été mise aussi à contribution.

On a surtout recours à la vapeur sous pression à l'aide d'appareils désignés sous le nom d'*autoclaves* (fig. 5).

L'autoclave est une marmite de Papin. Il se compose d'une chaudière en cuivre martelé sur laquelle se fixe, à l'aide de fortes vis de pression, un couvercle massif muni de trois orifices et enfin d'un fourneau à enveloppe de tôle avec une rampe de gaz placée à sa partie inférieure. L'un des orifices du couvercle donne issue au tube d'un manomètre gradué de 0 à 2 atmosphères et portant, en regard des indications de la pression, celles de la température. L'autre supporte le robinet dit purgeur, lequel sert à expulser de la chaudière l'air qui, en contrariant la diffusion de la vapeur et en ralentissant l'échauffement des objets, mettrait obstacle à la stérilisation. Le troisième porte une soupape de sûreté. Le couvercle repose sur la chaudière, un disque de caoutchouc interposé et des boulons en assurent la fermeture hermétique. Pour se servir de cet appareil on procède de la façon suivante.

Dans un panier spécial en treillis métallique muni de pieds qui empêchent de toucher le fond, on place empilées les unes sur les autres, des boîtes métalliques tout d'une pièce, renfermant les objets de pansement. Celui-ci, ainsi chargé est porté dans la chaudière où on verse de l'eau jusqu'à effleurage du fond du panier. On couvre, on serre partout les vis de pression et on allume le fourneau. Bientôt l'eau entre en ébullition. Par le robinet purgeur, laissé ouvert, l'air renfermé dans la chaudière est expulsé, puis un jet de vapeur qui fait entendre une sorte de sifflement. C'est le moment de fermer le robinet d'échappement et d'observer l'aiguille du manomètre afin de régler la température en variant la chauffe. L'aiguille se met en marche aussitôt, si l'air a été expulsé. Pour que la stérilisation du matériel soit assurée, on porte la température à 120° qui correspond à une atmosphère et et on la maintient de 20 à 30 minutes. Après quoi, on éteint, et on ne retire les instruments et les objets de

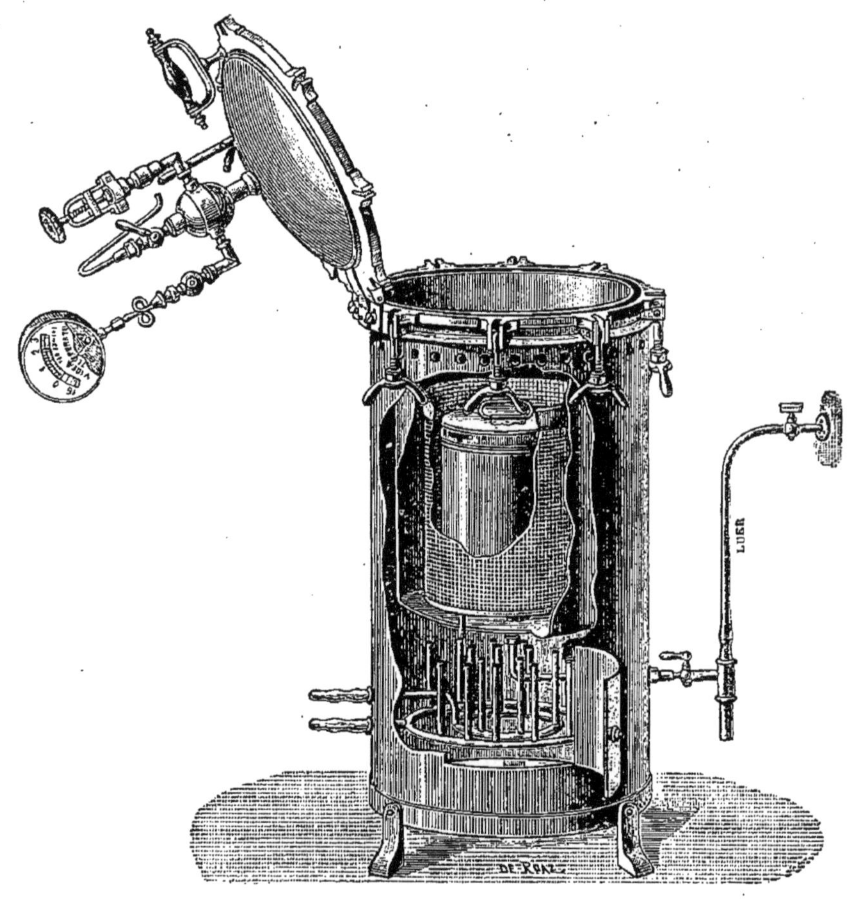

Fig. 5. — Autoclave de Chamberland.

pansement que lorsque l'aiguille du manomètre est revenue à zéro sans omettre d'ouvrir au préalable le robinet d'échappement.

L'autoclave sert pour la stérilisation des pansements humides, compresses, tampons renfermés dans des boîtes de cuivre nickelées et martelées tout d'une pièce (fig. 6). Il peut être utilisé, à la rigueur, pour la stérilisation des instruments, à la condition d'ajouter à l'eau de l'autoclave du carbonate de soude ou du benzoate de soude dans les proportions déjà indiquées.

Avec cette précaution, les instruments placés avec

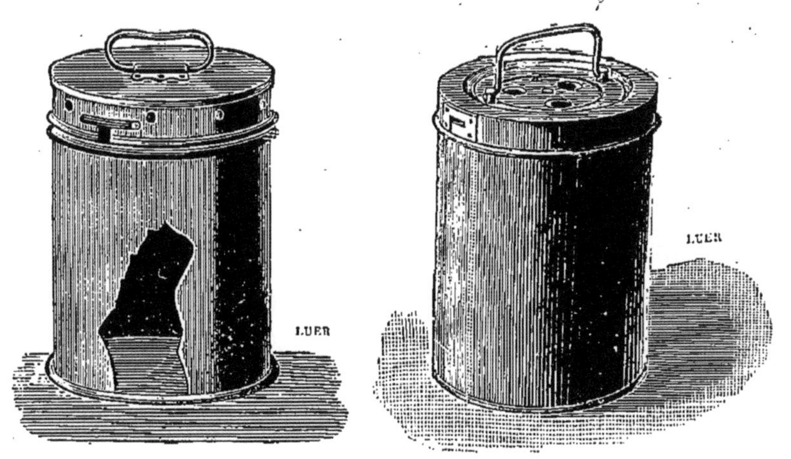

Fig. 6. — Boîtes à pansements pour autoclave.

soin dans des boîtes *ad hoc* bien fermées et exposés à l'action de la vapeur sous pression, ne se rouillent pas par la raison bien simple que la vapeur qui s'infiltre dans les boîtes est imprégnée de sels.

3. — Moyens chimiques.

On met en usage des substances chimiques médicamenteuses connues sous le nom d'*antiseptiques*.

La recherche des antiseptiques efficaces a été relativement facile en chirurgie générale. Il n'en a pas été de même en chirurgie oculaire où il fallait tenir un plus grand compte de l'action irritante, destructive que ces agents pouvaient exercer sur les tissus d'un organe aussi délicat que l'œil. Il fallait trouver des substances jouissant d'une puissance antiseptique incontestable et dénuées de tout effet irritant par leur nature ou leur concentration.

Malheureusement, ainsi qu'il était naturel on a tenté, au début, d'appliquer l'acide phénique en solution. On ne tarda pas à s'apercevoir qu'il déterminait même à un titre faible, une irritation sur la conjonctive, sur la cornée et sur la peau des paupières fine et délicate, et on dut l'abandonner.

Après ces premières tentatives plutôt décourageantes, quelques oculistes restèrent un certain temps réfractaires à l'idée de l'antisepsie ; d'autres, au contraire, sans se laisser rebuter par ces premières difficultés, s'efforcèrent de trouver des antiseptiques efficaces et doux pour l'œil. C'est ainsi qu'on s'adressa tour à tour à l'acide salicylique, à l'acide borique, au benzoate de soude, au permanganate de potasse, au thymol, au bichromate de potasse (Leclerc), à la résorcine (Haab), à la formaline (Galezowski), au trichloride d'iode (Pflüger), au phénosalyl (Christmas), à l'eau chlorée, etc., et enfin, aux sels de mercure. Mais les composés du borax et ceux du mercure semblent l'avoir emporté aujourd'hui sur les autres antiseptiques, reconnus soit insuffisants et incertains dans leur action, soit irritants pour les tissus de l'œil ou funestes pour les instruments.

Acide borique. — Qui ne sait combien est grand et étendu l'usage de l'acide borique devenu une véritable panacée et dont le pouvoir antiseptique a été étudié par Dumas ? Il est doux, non irritant et plutôt faible. Commercialement, il existe sous deux formes. La plus fréquemment employée, celle que l'on trouve partout, c'est l'acide borique en paillettes nacrées d'un aspect ressemblant aux écailles de poisson. Cette variété est impure, obtenue en effet, en faisant cristalliser l'acide borique dans l'eau albumineuse. Cette présence de l'albumine, facile à mettre en évidence d'ailleurs, a l'inconvénient d'affaiblir le pouvoir antiseptique, celle-ci étant un milieu de culture des plus favorables. Il est à regretter que l'usage de l'acide borique en paillettes se soit imposé et nous ne saurions trop répéter au praticien de recommander dans ses prescriptions aux pharmaciens de n'employer que l'acide borique pur.

L'acide borique est utilisé journellement en solution de 3 ou 4 0/0, soit de 30 à 40 0/00 (Horner). La dose maxima est de 40 0/00. Cette solution saturée présente en hiver, le léger inconvénient de laisser déposer une partie de l'acide employé. Il suffit de la chauffer légèrement pour qu'elle reprenne sa limpidité.

Les solutions à différents titres seront réservées pour les cas où les antiseptiques plus énergiques seraient contre-indiqués : intolérance de la conjonctive par exemple.

Biborate de soude. — Il est également très employé en solution à 2 0/0, en lotions ou en collyres. Sous cette dernière forme, on est souvent tenté de le formuler avec le chlorhydrate de cocaïne. Ce mélange est incompatible. On évite cette incompatibilité en y ajoutant un peu de glycérine neutre ou une pincée d'acide borique. On sait d'ailleurs que l'association du biborate de soude et de l'acide borique (Bourgeois) favorise la dissolution et donne ainsi des liqueurs plus chargées que celles que l'on obtient avec l'eau pure, d'où l'usage de la *boricine*.

Sels de mercure. — Celui qui, tout au début de l'antisepsie a joui de la plus grande faveur est le bichlorure de mercure, dont le pouvoir bactéricide est considérable. On s'est servi et on se sert encore de solutions à des titres variant, suivant les auteurs, entre 1, 2, 3, 4, 5, 8 et 10 0/00. Il est certain que le sublimé constitue un bon antiseptique. Les solutions cependant, même à un titre très faible, sont irritantes et peuvent aller jusqu'à attaquer l'épithélium cornéen.

Chibret qui l'a employé un des premiers l'abandonna bientôt pour préconiser le cyanure de mercure en solution à 1 0/00. Ce sel effectivement plus inoffensif que le sublimé, est par contre plus toxique, moins actif et attaque les métaux.

Pour Macaigne, Schlœsser et d'autres, l'oxycyanure de mercure est l'antiseptique de prédilection. Il aurait en solution à 5 0/00 une valeur antiseptique toujours aussi grande que le bichlorure à 1 0/00.

Se fondant sur les recherches de Miquel et sur son observation personnelle, Panas adopta le biiodure de mercure qui lui donna les meilleurs résultats. Ce sel, en solution aqueuse, présente, en effet, sur les autres et à un titre relativement faible mais très suffisant, l'avantage de posséder une action antiseptique sinon supérieure, tout au moins égale, sans en avoir les inconvénients. Il n'est pas si toxique, il n'est pas irritant pour les tissus de l'œil et enfin il n'attaque pas les instruments.

Comme sa solubilité dans l'eau est très réduite, Bourgoin est parvenu à l'élever ; pour cela il s'adressa à l'alcool. En ajoutant 20 grammes d'alcool à 90° par litre d'eau, on obtient des solutions parfaites et malgré la présence de cet alcool, les irrigations conjonctivales et les injections intra-oculaires n'ont jamais causé le moindre degré d'irritation (Panas).

Dans l'important service de la clinique ophtalmologique de l'Hôtel-Dieu, où depuis nombre d'années le biiodure d'hydrargyre est couramment employé, tout comme dans ma pratique personnelle, j'ai toujours vu les meilleurs résultats et je ne saurais trop, avec Terson, en recommander l'usage.

On se servira de la solution de Panas qui est à 1 pour 20.000. Voici la formule :

Biiodure d'hydrargyre	5 centigrammes.
Alcool à 90°.	20 grammes.
Eau distillée.	1 litre.

Sa préparation est un peu délicate. Il faut dissoudre

le biiodure de mercure dans l'alcool d'abord, puis, en agitant le mélange, on verse cette solution alcoolique dans l'eau distillée bouillie.

Le biiodure d'hydrargyre sert également en solution dans l'huile d'olives (Panas) pour l'asepsie des paupières, comme nous le verrons plus loin. C'est pourquoi il me paraît préférable de donner ici son mode de préparation qui demande le plus grand soin (procédé de Delacour).

L'huile d'olives fraîche est d'abord lavée à l'alcool fort. On la mélange avec la moitié de son volume d'alcool à 95° et on laisse les deux substances en contact pendant quelques jours dans un récipient en verre à tubulure inférieure ou une allonge à robinet, non sans agiter de temps en temps. Lorsque l'émulsion est séparée, l'huile est décantée dans une capsule en porcelaine et portée au bain de sable pendant une demi-heure à 120°. Cette opération est nécessaire, car des expériences (Billon) ont démontré que le contact seul de l'alcool n'assurait pas la stérilisation de l'huile.

A la condition de ne pas dépasser cette température, on obtient une huile stérilisée débarrassée de la plus grande partie des principes acides solubles dans l'alcool, et de plus n'ayant pas subi les altérations qui se produisent à une température supérieure à 120°.

A cette huile refroidie, on ajoute du biiodure de mercure dans la proportion de 4 0/00 et on effectue la dissolution dans une capsule de porcelaine en élevant la température à 70° et en agitant constamment.

Toutes ces opérations doivent se faire à l'abri des poussières atmosphériques. Lorsque la dissolution du biiodure est effectuée, on remonte la température à 110° et on filtre dans un flacon stérilisé. Le filtre a été lui-même stérilisé à l'étuve à 160°.

On obtient ainsi une huile aseptique, inaltérée et ne contenant que du biiodure sans addition d'aucune matière étrangère.

§ 3. — Technique ou application de l'asepsie.

De ce qui précède, il résulte que tout acte opératoire, un simple pansement, nécessitent une série de précautions rigoureuses se rapportant : 1° au matériel, aux instruments, aux objets de pansement, et aux collyres ; 2° au chirurgien et à ses aides ; 3° enfin, au malade lui-même.

1. — Préparation du matériel, des instruments, des objets de pansement et des collyres.

Ayant envisagé les différents moyens de réaliser l'asepsie, il reste à dire comment et dans quelle mesure on utilise les divers agents pour la stérilisation du matériel, des instruments et des objets de pansement, etc.

1° **Plats, cuvettes, flacons et bocaux.** — Il est aujourd'hui démontré que les germes sont détruits par les agents physiques bien appliqués. Ils résistent plus facilement aux antiseptiques. Aussi bien, les cuvettes, les plats, les bocaux, les flacons, etc., seront stérilisés soit à l'étuve, soit par le flambage à l'alcool et le lavage ensuite avec une solution antiseptique.

2° **Instruments.** — De même les instruments qui devront être à manche métallique, et sans soudure, seront, après un nettoyage à fond, exposés à l'action de l'étuve, de l'autoclave ou de la coction. Dans le premier cas, ils seront enfermés dans des boîtes spéciales à fermeture hermétique *et ouverts au moment de s'en servir seulement ;* dans le second, on les retirera du bouilleur avec des pinces et on les placera dans un plateau à chevalets stérilisés ou contenant une solution antiseptique autre que le sublimé, qui les attaque et l'eau chlorée qui les noircit. Il va sans dire que, suivant le moyen auquel on s'adresse, les instruments seront introduits et maintenus avec les précautions d'usage une heure au moins dans l'étuve, une demi-heure dans l'autoclave et dix à vingt minutes dans l'eau bouillante.

3° **Compresses, ouate, gaze, tampons.**— Les compresses de gaze ou de linge fin destinées à limiter le champ opératoire, les tampons-éponges contenus également dans des boîtes métalliques, les tampons-éponges *en queue de rat* (1) enfermés dans des boîtes de Petri, en

(1) Les tampons-éponges en *queue de rat*, employés depuis longtemps à l'Hôtel-Dieu, sont tellement pratiques qu'il me paraît utile, d'en donner ici la description et surtout le mode de confection, si bien décrits par un de mes prédécesseurs, A. Terson, dans sa *Technique ophtalmologique*.

« Les tampons employés à l'Hôtel-Dieu, dit-il, nous paraissent « absolument parfaits. Ils ont la forme d'une petite cigarette, se « font comme elle et se composent d'un petit fuseau d'ouate hydro-

métal ou en verre sont soumis à l'action de l'autoclave pendant une demi-heure et sont prêts à servir si on les désire humides. Au cas contraire, au sortir de l'autoclave, ils seront passés pour les sécher et toujours dans leurs boîtes, dans une étuve à courant d'air, réglée à 100° et maintenus trois heures en moyenne. Pareil procédé sera suivi pour les objets de pansement tels que rondelles de gaze, rondelles de ouate et bandes qui seront, également, enfermés dans des boîtes spéciales et dans celles dites de Petri en métal ou en verre. Il est préférable que chacune de ces boîtes contienne ce qui est nécessaire pour un seul pansement. On aura soin, si on fait usage de boîtes de Petri en verre, de les envelopper dans du papier avant de les introduire dans l'autoclave.

4° **Collyres et pommades**. — Les collyres, surtout ceux à base d'alcaloïdes qui sont d'un emploi journalier dans la pratique ophtalmologique, retiendront plus longtemps notre attention.

Tous nous avons vu des collyres fraîchement préparés présenter, au bout de quelques jours, même au bout de un jour, des filaments, des nuages et des flocons. Ces masses qui flottent à la surface du liquide ou se déposent au fond de la bouteille sont formées de champignons et

« phile mouillée étirée, puis enveloppée d'une mince feuille d'ouate « hydrophile mouillée. On roule ensuite cette cigarette et d'un « coup de ciseaux on abat les pointes. »

de microbes ainsi que les recherches de Franke, de Barnouvin et les miennes l'ont démontré.

J'ai, en effet, examiné de près quelques échantillons de collyres à la cocaïne, à l'atropine et à l'ésérine et je me suis efforcé de déterminer les microorganismes qu'ils renferment.

Certains de ces échantillons provenaient des solutions dont on se servait dans les salles de malades de la clinique ophtalmologique. Les autres comprenaient des collyres conservés depuis des mois dans des flacons fermés au bouchon de liège et placés dans une armoire du laboratoire d'ophtalmologie à l'Hôtel-Dieu. Ces flacons étaient fort rarement débouchés, quand il s'agissait seulement de remplir des flacons compte-gouttes pour les besoins de mes expériences.

Voici le résultat de mon observation remontant au mois de mars de l'année 1897, confirmée plusieurs fois par mon excellent et savant ami, le Dr Artault de Vevey.

a) *Collyre de chlorhydrate de cocaïne.* — Deux collyres de cocaïne, l'un à 2 0/0 préparé le 26 juin 1896 et l'autre à 2.24 0/0 du 26 novembre 1896, sont troubles et présentent des nuages au fond des flacons. Ces nuages ont la grosseur de grains de chènevis, tachés çà et là de points noirs et de plaques verdâtres. Au microscope, on reconnaît un enchevêtrement de mycélium pluri-cellulaire paraissant appartenir aux champignons du groupe des Mucédinés.

Ces deux solutions ensemencées sur agar ont donné

des *levûres* et des *oospora* et sur la gélatine, la pomme de terre et la carotte encore des *levûres* et du *penicillium glaucum*, ce dernier bien étudié par Guégen tout récemment.

J'ai rencontré le *penicillium glaucum* même sur les bouchons de tous mes flacons. Rien d'étonnant à cela, car on sait que cette espèce de moisissure s'observe sur un très grand nombre d'objets exposés à l'air humide et c'est elle qui les recouvre de cette couche plus ou moins épaisse d'un vert bleuâtre caractéristique (Baillon).

b) *Collyre de salicylate d'atropine.* — Cette observation se rapporte à deux solutions d'atropine, l'une au centième datant du 30 juin 1896 et l'autre à 1,50 0/0 du 26 novembre 1896. Ces collyres sont troubles, louches et renferment au fond de la bouteille des masses grisâtres de forme irrégulière, agglomérées et grosses comme un pois avec des petits points noirs.

A l'examen microscopique, j'observais des filaments mycéliens enchevêtrés, présentant de nombreuses branches sexuées, indiquant la formation d'œufs et qui appartenaient au genre *mucor*. Il y avait aussi des spores arrondies, en chapelets, à l'extrémité de certains filaments rappelant le *penicillium glaucum*.

Les ensemencements ont donné : 1° sur agar, une longue traînée ressemblant à celle du coli-bacille et j'y ai reconnu au microscope le *bacterium termo* ; 2° sur gélatine, du staphylocoque ; et 3° sur carotte et pomme de terre, des *levûres* ou formes levûres et le *penicillium glaucum*.

c) *Collyre de salicylate d'ésérine.* — Les solutions d'ésérine à 1 0/0 préparées le 30 juin 1896 et à 1,50 0/0 faites le 26 décembre 1896 présentent une coloration rouge foncé permettant à peine de voir au travers et renferment des flocons blancs sphériques.

Le microscope décèle la présence du *penicillium glaucum*. Mais les ensemencements sur agar donnent le *bacillus subtilis*, le *staphylococcus pyogenes aureus* et le *staphylococcus pyogenes albus* ; sur carotte et pomme de terre, le *penicillium glaucum des oospora* et l'*acrostalagmus cinnabarinus*.

Toutes les solutions des salles de la clinique sont bien moins troubles, présentant moins de filaments et de flocons. Elles ont cependant produit les mêmes cultures que les échantillons précédents.

Il est intéressant de remarquer, après ces observations, que les collyres, conservés et placés dans des *conditions de propreté relative*, peuvent donner asile à des organismes fort différents (Barnouvin) et qu'ils peuvent acquérir ainsi des propriétés septiques susceptibles, dans certains cas, de déterminer et d'entretenir des désordres graves. Et ces collyres préparés aseptiquement, doivent être autrement contaminés et autrement dangereux, surtout lorsque le revêtement épithélial de la cornée a disparu et dans le cas de plaies du globe, quand ils se trouvent entre les mains de malades peu soigneux portés à laisser en dehors des besoins, le flacon ouvert, le bouchon de liège traîner, portés à se servir d'un compte-gouttes qui aura également traîné, et à lui substituer souvent leurs doigts *peu aseptiques* pour faire tomber la goutte dans le cul-de-sac conjonctival, etc.

Et ainsi, semblent parfaitement justifiées, les accusations portées contre les collyres d'être la cause de ces irritations avec hyperhémie de la conjonctive, observées maintes fois à la suite des instillations d'atropine et d'ésérine. Abadie, d'ailleurs, considère comme « parfaitement démontré que les accidents attribués à l'atropine sont uniquement dus aux microorganismes qui se développent dans toutes les solutions renfermant des alcaloïdes végétaux, aussi bien la daturine que l'atropine ». Krœmer, Boitto et Siméon Snell partagent cette manière de voir.

Collins attribue, au contraire, cette irritation à la mise en liberté d'un acide que renfermerait le sel. Lawson ne paraît pas satisfait de cette explication ; il incline à penser que s'il faut incriminer ces productions parasitaires des collyres, dans certains cas, il faut aussi tenir compte des prédispositions particulières des sujets, de l'idiosyncrasie. Vignes, du reste, se rallie à cette dernière interprétation. « Fraîchement préparés, dit-il, les collyres peuvent être utilisés sans crainte d'infection dans les interventions opératoires et les traumatismes ; on peut également prolonger fort longtemps leurs applications locales, tant la tolérance de la conjonctive est grande à l'égard de ces topiques. C'est ainsi que le sulfate d'atropine dissous dans de l'eau distillée récemment bouillie et contenant du sublimé dans la proportion de 1 pour 5.000 peut être instillé des semaines durant sans qu'il s'ensuive d'irritation conjonctivale. Lorsque, au contraire, on use des collyres altérés, rapidement la muqueuse s'injecte, se tuméfie et prend un aspect velvétique pathognomonique ; en même temps ses sécrétions s'exagèrent et elle devient le siège de cuissons douloureuses que renouvelle et augmente chaque instillation : avec les collyres stérilisés, si nous exceptons les idiosyncrasies, fort rares du reste, nous n'observons jamais de réaction conjonctivale. » A côté de cet inconvénient de provoquer des conjonctivites intenses, les collyres non aseptiques peuvent en présenter d'autres plus graves encore, N'ont-ils pas donné naissance, à la suite d'opérations ou de blessures, à des iritis, à des infections retardant ainsi la cicatrisation des plaies? Ces accidents, que beaucoup considèrent comme exceptionnels, ont spécialement préoccupé de Wecker qui a poussé la prudence jusqu'à conseiller l'abstention de toute application de collyres dans les cas de plaies du globe oculaire et d'opérations de la cataracte. Dans son argumentation contre les méfaits des collyres septiques, cet auteur a précisé les cas où ces accidents se rencontrent. « Vous m'objecterez sans doute, dit-il, que l'emploi routinier des collyres depuis que l'ophtalmologie existe, prouve bien qu'un défaut d'asepsie des liquides introduits dans le sac conjonctival, ne doit guère présenter d'inconvénients sérieux. Je suis prêt à reconnaître le bien fondé de cet argument, pour ce qui concerne les malades dont le revêtement épithélial du globe oculaire et la surface conjonctivale n'ont pas été lésés, mais par contre, j'insiste sur la nocuité incontestée des instillations de collyres non rigoureusement aseptiques, chaque fois que cette intégrité du revêtement épithélial n'est pas maintenue, c'est-à-dire lorsqu'il s'agit de plaies du globe oculaire et d'ulcérations de la cornée ou de la surface conjonctivale en comprenant, ici encore, les cicatrices mal consolidées que je désigne à cause de leur aptitude à livrer passage aux microorganismes, sous le nom de cicatrices à migration.

L'opération de la cataracte, en particulier, ainsi que toutes celles qui ouvrent le globe oculaire, nous ont déjà donné la confirmation expérimentale que l'on agit sagement en s'abstenant autant que possible de toute instillation. »

Quelques auteurs (Gubler, Hirschberg, Hohl et Bourdon) ont vu encore dans ces végétations des collyres une cause d'*altération chimique*, soit que les solutions se comportent comme de véritables milieux de culture, soit que sur les flocons formés viennent se déposer des cristaux de l'alcaloïde et que le titre de la solution se trouve ainsi modifié.

Des essais faits par Barnouvin sur cette question, il résulte « que certains alcaloïdes sont beaucoup plus propres que d'autres au développement des organismes microscopiques, à l'égard desquels ils se conduisent ainsi comme de vrais principes nourriciers ».

Les collyres sont donc septiques et il est, dès lors, tout naturel que les ophtalmologues se soient émus et aient recherché les moyens de remédier à cet inconvénient. Les différents efforts qui ont été faits de tous côtés constituent une des pages les plus intéressantes de l'histoire des collyres qui remonte d'ailleurs bien loin.

On peut réunir, comme l'a fait Pergens dans son article *De l'emploi des collyres aseptiques*, sous quatre types distincts les procédés de stérilisation tour à tour préconisés et délaissés, procédés qui sont la conséquence directe des mémorables découvertes de Pasteur. Dans le premier type, il cite la stérilisation par la chaleur ; au second, il range la stérilisation par addition d'antiseptiques ; la combinaison de ces deux modes de stérilisation forme le troisième et enfin la substitution de sels renfermant des acides antiseptiques aux sels jusque-là employés réalise le quatrième et dernier type.

Birnbacher, Stroschein, Boucheron, Armaignac, Parinaud et d'autres sont les défenseurs de la stérilisation par la chaleur. Ils ont imaginé chacun un moyen de mettre en pratique cette méthode : les uns en recommandant de conserver dans des éprouvettes les collyres que l'on porterait à l'ébullition et dans lesquelles on puiserait avec des compte-gouttes en verre qu'on flambe ; les autres en faisant construire des flacons compte-gouttes spéciaux ; d'autres encore en recommandant de faire bouillir le collyre avant chaque instillation dans une cuillère d'argent ou de ruoltz et de remettre le collyre dans le flacon pour s'en servir.

En théorie, ces différents procédés sont engageants ; en pratique, ils sont incommodes et difficiles à appliquer aussi bien dans la clientèle privée que dans les cliniques. Il y a perte de temps par toutes ces manipulations et l'ébullition n'est pas sans présenter de sérieux inconvénients : souvent répétée, elle modifie par l'évaporation le titre de la solution et va même jusqu'à l'altérer.

La stérilisation par les antiseptiques avait paru à Roubinsky, Krœmer, Sattler, Schweinitz (de Philadelphie), à Valude, à Abbott et à Franke surtout le moyen le plus rationnel et le plus efficace, mais ils avaient compté sans les inconvénients que cette méthode cachait sous les plus belles espérances. Ils employèrent, comme tant d'autres, l'acide borique à 4 0/0 ; l'acide phénique à 1 0/0 ; le cyanure de mercure, le sublimé à 1 pour 1.000, 1 pour 5.000, 1 pour 10.000 ; le tricrésol à 1 pour 1.000 et l'aldéhyde formique à 1 pour 2.000, le thymol et le camphre, etc., etc.

De tous ces antiseptiques, les uns ne sont pas efficaces à la dose maxima de solubilité, les autres tels que l'acide phénique et le sublimé provoquent de l'irritation (Sattler) s'ils ne décomposent pas même l'alcaloïde avec lequel ils se trouvent en présence. « En étudiant, écrit Pergens, les réactions des trois alcaloïdes les plus employés en ophtalmologie (la cocaïne, l'atropine, l'ésérine), l'on trouve que tous les trois forment un précipité avec le sublimé. Ce précipité se forme lentement et progressivement à froid, plus rapidement à chaud. « Et il ajoute plus loin : « Il est clair que les solutions avec addition du sublimé dans les limites indiquées (1 p. 5.000) ne sont pas antiseptiques. » Vignes partage cet avis qu'il a du reste exprimé à la séance du 7 février 1893 de la Société d'ophtalmologie de Paris : « Les solutions stérilisées, comme je viens de le dire (eau bouillie contenant du sublimé à 1/5000), n'offrent pas encore toute sécurité. Des germes peuvent être portés dans le liquide soit par l'air ambiant pendant le temps nécessaire à l'instillation où le flacon reste débouché. Or la présence d'une petite quantité d'acide borique et même de sublimé n'est pas une garantie suffisante contre leur destruction. On sait, en effet, que l'eau sublimée à 1 pour 5.000 arrête le développement des germes mais ne les tue pas. »

N'ayant pas obtenu de résultats positifs avec ce procédé de stérilisation, les ophtalmologues en ont cherché de meilleurs dans la combinaison de la chaleur et de l'addition d'un antiseptique aux solutions. On connaît assez tout ce que chacun de ces procédés a de défectueux pour qu'il soit facile de prévoir que, même combinés, ils ne peuvent réaliser le collyre aseptique.

« Quant à croire, disait Haltenhoff en 1894, au XIIe Congrès de la Société d'ophtalmologie, que les salicylates (Tichborne, Vacher) myotiques ou mydriatiques sont moins facilement envahis par les moisissures et microbes que les autres sels qui entrent dans la composition de nos collyres, c'est une erreur ; il s'agit d'un trompe-mot et pareille erreur a été déjà commise pour les borates d'atropine et d'ésérine, etc. »

La combinaison chimique des alcaloïdes avec des acides antiseptiques est donc un mauvais procédé aussi. J'ajouterai que les santonates (Bombelon), les chloromercurates (Tartuferi), les benzoates (Chevallereau, Petit et Polonowsky) et les phénates rentrent dans la même catégorie.

Un hydrolat, l'eau de laurier-cerise, employé si fréquemment par certains comme adjuvant dans les collyres, les conserverait sans leur donner de propriétés irritantes. Mais, elle aussi, présente au bout de quelque temps des microorganismes et il faudrait pour la sécurité, que les pharmaciens la renouvellent souvent, ce qu'il est malheureusement impossible d'attendre d'eux.

Malgré toutes les précautions, tous les moyens imaginés pour assurer la conservation des collyres, ceux-ci ne tardent pas à se contaminer. Toutes les manipulations pour leur emploi sont des causes éminemment favorables à leur envahissement par les germes qu'ils proviennent du malade lui-même, de ses doigts ou de ses yeux, du bouchon ou du compte-gouttes ou des poussières de l'air.

C'est dans le but de remédier à l'insuffisance de ces moyens contre ces risques multiples qu'on a proposé la mise en ampoules des collyres (Chevrier, Vignes, Darier). Cette méthode de conservation des liquides procède de la méthode elle-même avec laquelle Pasteur gardait ses liquides dans un état d'asepsie parfaite. Aussi, au point de vue scientifique, donne-t-elle d'excellents résultats puisqu'elle réalise toutes les conditions d'asepsie durable sans altérer les solutions alcaloïdiques, de chlorhydrate de cocaïne en particulier (Herissey).

Abstraction faite des solutions destinées aux injections hypodermiques, ces ampoules au point de vue pratique en ophtalmologie sont passibles de divers reproches et c'est pourquoi leur usage ne s'est pas répandu. Cherté des collyres surtout pour les cliniques et les services hospitaliers, une ampoule ne pouvant servir qu'à un seul malade et pour une seule fois ; écoulement parfois difficile des liquides et inconvénients du bris du verre et pour le malade et pour le médecin.

Quant à ces flacons munis de deux tubulures dont l'une servant à les remplir est fermée par un tampon d'ouate et l'autre destinée à l'écoulement se termine en pointe effilée, malgré les avantages qu'ils présentent, peuvent ne pas donner toujours une entière sécurité même exposés à l'action de l'autoclave ou stérilisés par la méthode de Tyndall.

Craignant que soumis à la haute température sous pression de l'autoclave, les collyres ne subissent des modifications chimiques qui altéreraient leurs propriétés actives, on s'est adressé à leur stérilisation par la méthode de Tyndall. On expose le collyre renfermé dans ces flacons ou dans d'autres à un chauffage de 70° pendant une heure, on laisse refroidir et on répète cette opération trois jours de suite. Les microbes ne résistant pas à 70° sont détruits, mais les spores qui ont échappé à l'action de cette température se développent et c'est à l'état adulte que la seconde stérilisation les tue. La troisième opération assure la destruction des spores qui ne se seraient pas développées pendant les premières vingt-quatre heures.

Cette méthode, il est vrai, n'altère pas les alcaloïdes. Mais non seulement elle n'offre pas une certitude absolue de stérilisation, elle a encore l'inconvénient d'être particulièrement longue et ennuyeuse, sans toutefois mettre le collyre à l'abri des chances ultérieures de contamination connues et contestées par personne.

Voici d'ailleurs ce que dit le professeur Reclus à propos de la stérilisation des solutions de chlorhydrate de cocaïne :

« *Mais n'oublions pas que tout flacon ouvert peut s'ensemencer et au bout de quelques jours les moisissures n'y sont plus rares.*

« *Quelles altérations cette flore provoque-t-elle ? Toujours est-il que vers la fin de la première semaine l'action analgésique de cette cocaïne exposée au contact de l'air est déjà affaiblie et j'ai vu, en été, des solutions de bonnes marques cesser d'être analgésiques au bout de trois semaines. Donc et j'écris ceci à l'usage des praticiens ; la solution de cocaïne stérilisée pourra être vieille, vieille de plusieurs années le cas échéant, mais le flacon où elle est scellée ne sera ouvert qu'au moment de l'opération et ne servira que pour une opération.* »

La conclusion à déduire de l'observation du savant

chirurgien est que, même avec les divers flacons compte-gouttes, on ne parvient pas à mettre les collyres à l'abri de toute contamination,sans compter qu'il est loin d'être prouvé que la stérilisation à haute température (115°-120°) des collyres contenus dans des récipients ouverts comme ceux-là, n'apporte pas de modifications chimiques dans la constitution des alcaloïdes, de la cocaïne notamment. Les effets physiologiques ne peuvent donner des renseignements précis, la décomposition des alcaloïdes pouvant être incomplète. Mais faut-il y voir les raisons du retard ou de la faiblesse assez souvent observées dans l'activité de certaines solutions de chlorhydrate de cocaïne ?

L'on sait très bien que l'ésérine, en particulier, et ses sels donnent, lorsqu'on les dissout dans l'eau, des solutions qui sont vite colorées en rouge. Cette coloration d'abord d'un rose tendre et qui ne tarde pas à passer au rouge cramoisi, est due à la formation d'une substance nommée par Duquesnel rubrésérine laquelle est un produit d'oxydation irritant pour l'œil. Les teintes par lesquelles passent les solutions pour arriver au rouge foncé sont graduelles et subordonnées aux trois facteurs connus : l'air, la lumière et la chaleur surtout.

Chauffée au bain-marie dans un ballon au contact de l'ammoniaque, la solution d'ésérine donne, par évaporation de ce liquide à l'air libre, une magnifique couleur bleue très soluble dans l'eau. J'ai observé le même phénomène en exposant à l'autoclave (125°) une solution d'ésérine, mais sans ammoniaque.

La stérilisation à froid des solutions par filtration à l'aide de bougies de porcelaine ne donne pas de meilleurs résultats au point de vue *de la conservation* du collyre en usage.

Le problème de la conservation et de l'asepsie des topiques oculaires ne reste pas moins entier avec les pommades (Stœber, Debout, Deschamps) ou les glycérolés (Taylor, Bowman, Dallas, Foucher, Debout, Demarquay, Græfe et Cap et Garot).

On sait le développement qu'acquièrent sur la gélose additionnée de glycérine certaines bactéries, celle de la tuberculose en particulier (Nocard et Roux). « La glycérine, dit M. Manquat, dans son *Traité de thérapeutique*, entrave le développement de la plupart des microbes, mais ne les détruit pas ; elle les conserve prêts à reprendre leur puissance germinative s'ils sont transportés dans un milieu favorable. Elle favorise même le développement de quelques-uns, celui du bacille tuberculeux par exemple (Bouchard), grâce à cette inaptitude à la fermentation elle est peu altérable. »

J'ai moi-même, il y a sept ans, fait des expériences à ce sujet : j'ai porté dans des tubes d'agar et de gélatine une goutte de glycérine pure et neutre des pharmacies avec tous les soins désirables et j'ai obtenu au bout de deux jours, quelquefois de trois jours, des cultures de bactéries et de levûres.

La gélatine ne peut servir de véhicule sous quelque forme que ce soit : elle est un des milieux de culture les plus favorables et les plus répandus.

La vaseline, qui a été introduite en ophtalmologie par Lawson, Donders, Adler, Seely, Emil Emmert, Galezowski, pas davantage ; car si elle n'est pas un bon milieu de culture, elle renferme des bactéries qui, portées sur des milieux nutritifs favorables, se développent facilement. C'est ainsi que pour me rendre compte de ce fait à l'époque où je m'occupais de la question des collyres, j'ai ensemencé, à plusieurs reprises, sur agar et sur gélatine, des pommades à la vaseline d'ésérine et d'atropine venant des salles de malades et de la salle d'opération de la clinique ophtalmologique de l'Hôtel-Dieu. Toutes ont donné des cultures de bactéries et de champignons. Deux fois seulement, la pommade à l'ésérine n'avait pas cultivé, mais pour toutes les autres, l'ensemencement a démontré la présence de staphylocoques et de champignons inférieurs.

Je fais également des réserves au sujet de l'asepsie de la géoline, ce nouveau principe extrait du pétrole et de la lanoline (Williams, Landesberg, Jamieson), bien que pour cette dernière Homeyer dise pouvoir lui assurer une stérilisation durable en y incorporant de l'eau oxygénée pure et de la mousse de platine. A ce mélange, il propose de donner le nom de *Dermozone*. Ces réserves sont d'autant plus autorisées que la mousse de platine comme tous les métaux poreux ou porphyrisés décomposent l'eau oxygénée.

L'insuffisance et l'infidélité des moyens proposés en vue de la conservation des collyres paraissent suffisamment et nettement établies. Les collyres huileux qu'après de longues recherches j'ai proposés en 1898 à l'investigation de Panas répondent à tous les desiderata que l'on peut réunir comme l'a fait A. Terson sous trois chefs :

1° *Ne pas contaminer dans son application le collyre purifié préalablement ;*

2° *Ne pas contaminer le collyre restant dans le flacon ;*

3° *Ne pas y apporter d'éléments chimiques étrangers* (A. Terson).

Les collyres huileux, les solutions huileuses d'alcaloïdes se conservent en effet indéfiniment et résistent très longtemps, des mois, aux contaminations sans qu'il *soit besoin de prendre de précautions spéciales*. La sécurité qu'ils donnent est *absolue*. Ne savons-nous pas que les huiles offrent une grande résistance au développement des germes atmosphériques ? Exceptionnellement elles permettent, il est vrai, l'évolution de certains microorganismes des champignons surtout, mais cette évolution se fait avec une très grande lenteur ainsi que l'a démontré depuis longtemps déjà Van Tieghem et comme le confirment les expériences plus récentes de Mohline et Loir sur les ferments figurés de l'huile d'olives.

Mais l'huile d'olives, l'huile d'arachide stérilisées comme je le dirai ou tenant en solution des principes actifs ne fournissent pas un milieu favorable à la vie des germes de l'air.

J'ai pu me rendre compte de ce fait intéressant par une

observation prolongée faite sous le contrôle de Panas à la clinique ophtalmologique, il y a déjà quelques années.

Mon observation a porté sur l'huile stérilisée et sur des solutions huileuses au centième de cocaïne, d'atropine et d'ésérine, etc., préparées suivant la méthode que j'indiquerai plus loin, et réparties dans trois séries de flacons soumises à des conditions différentes.

La première série de flacons, flacons ordinaires venus de la pharmacie, contenaient ma provision de solutions ; ils étaient bouchés avec des bouchons de verre et enfermés dans une armoire du laboratoire. Je les débouchais de temps en temps pour verser une partie de leur contenu à mesure de mes besoins et les rebouchais simplement sans aucune précaution.

La deuxième série était représentée par de petits flacons compte-gouttes qui servaient à mes expériences journalières sur les animaux et sur l'homme ; ils étaient par conséquent débouchés à chaque instant et infiniment plus exposés au contact de l'air que les premiers. J'ajouterai que les compte-gouttes ne pouvaient pas ne pas effleurer bien souvent au cours des expériences au moins les cils de mes sujets. De parti pris, je n'y prenais pas garde et je replaçais les compte-gouttes dans leurs flacons respectifs, sans avoir soin même de les flamber.

Enfin, la troisième série comportait des flacons à large ouverture, contenant les mêmes solutions que ceux des deux premières séries, et laissés débouchés pendant plusieurs semaines sur les tables du laboratoire.

Le contenu des premiers flacons et celui même des flacons compte-gouttes malgré les conditions nombreuses de contamination sont toujours restés limpides, n'offrant au bout de huit mois aucun trouble appréciable.

L'examen au microscope m'a donné pour tous des résultats négatifs. Par plusieurs ensemencements sur les divers milieux habituellement employés (gélatine, agar, bouillon, carotte, pomme de terre), je n'ai obtenu aucune culture. Sur les conseils de M. Artault, j'ai voulu pousser plus loin mes investigations. N'était-il pas à craindre, en effet, que par sa viscosité même, l'huile pût continuer à enrober les germes sur les nouveaux milieux et s'opposer ainsi à leur développement?

Aussi, ai-je fait des cultures sur Raulin dans lequel il se fait une légère saponification de l'huile qui peut mettre en liberté les microbes ou les champignons. Pour faciliter encore cette saponification, j'ai ajouté un alcalin, fût-ce même le carbonate de soude en solution, à la gouttelette d'huile ensemencée sur agar, gélatine, etc.

Les unes et les autres sont toujours restées stériles.

Pour les flacons que j'ai laissé exposés d'une façon permanente aux poussières de l'air pendant plus de deux mois, j'y ai vu se produire un dépôt granuleux que j'ai eu à cœur d'examiner minutieusement. Ce dépôt granuleux était formé de toutes les poussières de l'air et de spores non germées et n'avait pas troublé la limpidité générale des solutions.

Des ensemencements faits avec tout le soin que j'ai signalé sont restés aussi stériles.

Bien plus, des injections sous-conjonctivales faites avec ces collyres des différentes séries n'occasionnèrent jamais d'accidents inflammatoires. Ce qui met hors de doute la qualité conservatrice et résistante des collyres huileux.

Avant d'adopter comme véhicule de ces collyres l'une ou l'autre des huiles que nous fournit le commerce, j'ai cherché par une série d'expériences et d'observations cliniques à me rendre compte de leur action sur la conjonctive oculo-palpébrale et de voir laquelle de ces huiles réunit le plus de conditions requises d'un bon véhicule. Et c'est ainsi que de l'huile d'olives, d'arachide, d'amandes douces, de ricin, de l'huile de pieds de mouton, de l'huile de vaseline, j'ai définitivement donné la préférence à l'huile d'olives. Mais pour la bonne préparation des collyres, l'huile doit être aussi fraîche que possible et soumise au préalable à certaines opérations en vue de la débarrasser de toutes ses impuretés et de la stériliser. On suit pour sa purification le procédé de Delacour.

L'huile est, tout d'abord, lavée à l'alcool fort et débarrassée ainsi des acides gras qu'elle peut contenir. A cet effet, on la mélange avec la moitié de son volume d'alcool à 95° et on laisse les deux substances en contact pendant quelques jours, en agitant de temps en temps ; puis on verse le tout dans un récipient en verre à tubulure inférieure ou une allonge à robinet. Lorsque le liquide se sera nettement séparé en deux couches et que la couche inférieure se sera éclaircie, on décante cette dernière parfaitement limpide. Si elle paraissait louche, ou tenait en suspension quelques impuretés, il suffirait de la filtrer au papier, mais cette précaution est rarement nécessaire. On peut aussi brasser l'huile avec de l'eau distillée et la soumettre au même mode de séparation que précédemment. Cette nouvelle opération n'a d'autre effet que d'allonger, sans résultat utile, une préparation déjà suffisamment compliquée, la petite quantité d'alcool qui peut être retenue par l'huile se trouvant naturellement éliminée par la chaleur au moment de la stérilisation.

Pour obtenir la stérilisation il suffit de porter l'huile traitée comme je viens de l'indiquer au bain de sable, à une température de 120° que l'on maintiendra pendant une demi-heure. Il est inutile d'aller plus loin, tous les germes organisés sont fatalement détruits et une chaleur trop considérable décomposerait les corps gras en donnant naissance à des produits d'une extrême âcreté (l'acroléine). On bouche avec un tampon d'ouate stérilisée et on conserve l'huile dans un endroit frais pour l'usage.

A propos de chaque alcaloïde en particulier employé en ophtalmologie, il sera question du mode de préparation de la solution. Je dirai seulement que la solution se fait à chaud et avec les *alcaloïdes basiques* et non avec leurs sels, les sels acides et les sels gras n'étant pas suffisamment solubles dans les huiles.

Il est juste de rappeler ici que *de toute antiquité*, l'huile servait avec d'autres substances à la préparation des topiques oculaires mous (pommades) ou liquides (collyres) que l'on introduisait ou instillait dans le cul-de-sac conjonctival. Cette pratique ne paraît pas avoir été abandonnée, malgré le discrédit qu'a trouvé l'huile à certaines époques auprès de quelques auteurs et non des moins connus. C'est ainsi qu'aux XVIIe et XVIIIe siècles et plus près de nous on rencontre ces mélanges plus ou moins homogènes de métaux lourds dans des excipients variés et en particulier l'huile (Antoine Maître Jan, Marc-Antoine Petit, Scarpa, Græffe, Buys, Brefeld, Robert). Mais nous devons reconnaître, tout chauvinisme mis à part pour répondre à certaines objections (A. Terson), que c'est à des Anglais et à des Américains surtout (Lloyd Owen de Birmingham, Green de St-Louis, J. Andrews) que revient la priorité d'avoir substitué le *véhicule* huile à l'eau pour les collyres d'atropine et de cocaïne sans s'être douté cependant qu'aux autres avantages qu'ils lui ont reconnus, elle joignait celui d'offrir une grande résistance au développement des germes.

Je ne veux pas insister davantage sur les propriétés des collyres huileux, renvoyant pour plus de détails à ma thèse de doctorat (1898) et à plusieurs mémoires, où je l'ai complétée, parus dans les *Archives d'ophtalmologie* (1898-1899-1900) et le *Bulletin des Sciences pharmacologiques* (1903).

2. — Précautions concernant le chirurgien et ses aides.

Il n'y a pas encore très longtemps que l'immersion

simple des mains du chirurgien et de ses aides, dans une solution antiseptique, était considérée comme suffisante. Suivant l'expression heureuse de Pierre Delbet et Louis Bigeard, « *l'ondoiement dans l'eau lustrale (solution forte d'acide phénique) suivant le rite listérien n'est plus qu'un souvenir ; aujourd'hui les manœuvres pour aseptiser la peau sont plus complexes et variables avec chaque chirurgien* ».

On sait, en effet, que les mains après un simple lavage dans un bain antiseptique ne restent pas moins un foyer d'infection à cause des lames cornées de la peau et les sécrétions grasses qui y forment une couche isolante rendant nulle par ce fait l'action de l'antiseptique. De même, les espaces sous-unguéaux et les sertissures constituent de véritables nids à microbes malgré le lavage superficiel. Pour toutes ces raisons, il est indispensable de laver et savonner longuement les mains avec du savon ordinaire ou du savon dit antiseptique et de l'eau chaude, de les brosser, avec une brosse autoclavée, vigoureusement et longtemps sans oublier d'apporter un soin tout spécial sur les commissures interdigitales et les plis rugueux de la face dorsale des doigts. Il est de toute nécessité de tailler et d'égaliser, à l'aide d'une lime, les ongles qui ne seront ni trop courts ni trop longs et de les nettoyer à fond jusqu'aux sertissures et aux espaces sous-unguéaux qu'on frottera ou brossera énergiquement. C'est après tous ces soins minutieux et prolongés de propreté qu'on terminera l'asepsie des mains en les plongeant dans une solution de biiodure d'hydrargyre de préférence à celle au sublimé qui attaque l'épiderme. Les mains seront essuyées sur des compresses stérilisées à l'autoclave et pas n'est besoin d'ajouter qu'il faut désormais leur éviter tout contact avec des objets non stérilisés et partant suspects.

Les aides doivent se soumettre aux mêmes règles que le chirurgien pour l'asepsie des mains, faute de quoi ils ne peuvent et ne doivent sous aucun prétexte toucher ni aux instruments ni aux objets de pansements et encore moins à la région opératoire.

3. — Préparation du malade.

Les rapports qu'affecte l'œil avec les paupières, les culs-de-sac conjonctivaux, les voies d'excrétion des larmes, source dangereuse de microbes, disent assez l'utilité, la nécessité d'aseptiser le terrain. Loin de moi la pensée de soutenir que telle qu'on peut la pratiquer, les conditions étant par trop défavorables, la stérilisation suffise à rendre inoffensifs les germes, mais je suis de ceux qui sont convaincus que les précautions préopératoires, sans mettre à l'abri d'une infection toujours possible due à ce voisinage éminemment dangereux, diminuent d'une façon incontestable les chances de contamination. Je n'en veux pour preuve que l'enseignement fourni journellement par la clinique et l'expérimentation. Les expériences de de Lapersonne confirmatives de celles de Gayet ne nous ont-elles pas appris que si les soins préopératoires n'écartent pas tout danger, la vitalité des germes est tout au moins amoindrie, ce qui est déjà beaucoup.

Il ne s'agit pas de pousser à l'exagération les précautions aseptiques en pratiquant l'épilation des cils (Schiotz), en faisant des irrigations conjonctivales irritantes et prolongées. Ce qu'il faut faire c'est laver la peau des paupières et de la région sourcilière avec du savon et de l'eau chaude afin d'enlever l'enduit graisseux qui, s'il était très épais, empêcherait l'action du lavage antiseptique. Il faut nettoyer la conjonctive, les culs-de-sac conjonctivaux, la membrane clignotante, les replis conjonctivaux en projetant pendant une ou deux minutes un jet d'une solution mercurique ou d'une solution physiologique salée à l'aide d'un injecteur qu'on dirige principalement dans les culs-de-sac inférieur et supérieur en écartant, au moyen du blépharostat, les paupières du globe.

Il faut s'attacher, avant de décider l'intervention, à tarir les sécrétions conjonctivales s'il existe un état catarrhal ; à rétablir la perméabilité des voies lacrymales dans les cas de larmoiement avec refoulement ; à guérir l'inflammation du bord libre des paupières, s'il y a une blépharite même légère, sans négliger, au besoin, les fosses nasales toutes les fois qu'elles sont le siège d'une infection.

Dans toutes ces conditions, il faut redoubler de vigilance et de précautions.

Cette toilette préopératoire peut être confiée à un aide

aux mains aseptiques qui couvrira, sitôt après, d'une compresse stérilisée le champ opératoire. Il aura aussi le soin de disposer autour — en ne laissant à découvert que la région opératoire — une zone de compresses également stérilisées de façon que le praticien soit certain, au moment de l'intervention, de ne pas toucher une surface suspecte (cheveux, joues, etc.).

Voilà, à grands traits, les précautions à prendre avant toute intervention chirurgicale ou médicale, précautions auxquelles la clinique a apporté le consécration définitive. Mais s'agit-il de l'opération de la cataracte ? Il est indispensable de faire une préparation spéciale du terrain. On me permettra d'y insister, vu son importance de tout premier ordre. Grâce à elle, le succès final est assuré, l'infection tant redoutée étant heureusement devenue une exception.

Voici la méthode suivie à l'Hôtel-Dieu et inaugurée par Panas.

Dans la soirée qui précède l'opération, on soumet le malade aux soins de propreté indiqués plus haut (p. 55) ; on lave à l'eau tiède et au savon la région palpébrale et sourcilière en invitant le malade à tenir les paupières bien closes afin que l'eau savonneuse n'irrite pas sa conjonctive. Il est facile d'éviter ce petit désagrément si l'on instille au préalable quelques gouttes d'un collyre à la cocaïne. Avec des boulettes de coton sec on essuie et à l'aide d'un petit tampon d'ouate imbibé d'une solution tiède de bicarbonate de soude à 2 p. 100 on frotte, en commençant par la paupière supérieure, le bord libre, surtout la lèvre ciliaire, de manière à la bien dégraisser. On sèche de nouveau. On passe ensuite sur le même sol ciliaire de chacune des paupières un fin tampon de ouate trempé dans la solution huileuse de biiodure d'hydrargyre (formule Panas p. 29) et on fait un pansement occlusif sec aseptique qui ne sera enlevé que le lendemain au moment de l'opération. Ce pansement dit d'épreuve se compose d'une rondelle de gaze aseptique, de quelques couches de rondelles d'ouate aseptique, le tout maintenu par une bande appropriée. S'il était trouvé souillé par des sécrétions, le malade n'est pas opéré ce jour.

Au moment de l'opération, on fait un second lavage des paupières au savon et à l'eau tiède, une nouvelle irrigation des culs-de-sac conjonctivaux. Le malade est prêt pour l'opération.

J'ai insisté avec complaisance sur une asepsie vraiment chirurgicale, car même dans l'intervention purement médicale (ophtalmie des nouveau-nés, conjonctivite blennorragique ou granuleuse), dans la simple application d'un collyre, le simple lavage des paupières, le médecin doit connaître les moyens de réduire au minimum les chances d'infection de lui-même, de ses malades et de l'œil sain des malades lorsqu'il n'y en a qu'un d'atteint en prenant, pour ses propres mains et ses instruments ou tous les objets qu'il emploie, des soins qui relèvent de l'asepsie chirurgicale exclusivement.

Je ferai la même remarque au sujet de l'anesthésie générale sur laquelle j'insisterai tout à l'heure, car le médecin peut d'abord être appelé à donner l'agent anesthésique pour aider le chirurgien. Il est donc nécessaire qu'il connaisse les avantages et les inconvénients de celui qu'il emploie de même que son mode d'administration. Enfin dans la pratique médicale journalière de l'ophtalmologie, il sera souvent en présence de malades (blépharospasme chez les adultes et les enfants) où l'emploi d'un anesthésique général est indispensable même pour le diagnostic.

CHAPITRE II

DES ANESTHÉSIQUES

Les anesthésiques produisent l'insensibilité, le sommeil et la résolution musculaire ou éteignent la sensibilité dans une région circonscrite du corps. Ils amortissent la douleur et procurent au chirurgien la précision et le calme nécessaires pour la bonne exécution d'une opération.

C'est dire que leur découverte est une des plus belles conquêtes de l'humanité. A celle-ci se rattachent les noms d'Horace Wells, de Morton, de Simpson, de Flourens, de Claude Bernard, de P. Bert et de Koller. Faut-il ajouter celui de Ben Azzouz, cet oculiste arabe du XVIIIe siècle qui préconisait l'anesthésie par l'ivraie ?

Depuis l'avènement de la cocaïne, plus que toute autre partie de la chirurgie, l'ophtalmologie a pu réaliser de grands progrès.

Ce n'était pas, en effet — il y a plus de vingt ans — sans de grandes et pénibles hésitations que le chirurgien-oculiste le plus expérimenté se décidait à avoir recours à l'anesthésie générale laquelle, en dehors des dangers qu'on lui attribuait, avait de graves inconvénients (excitation, vomissements) susceptibles de compromettre le succès opératoire. Qui ne connaît pas les mémorables débats sur cette question et notamment les controverses fréquentes auxquelles elle a donné lieu en oculistique? Tous nous savons les efforts incessants tentés de tous côtés pour éviter les ennuis et les incertitudes de l'anesthésie générale et pour lui faire grâce de la proscription qui la menaçait.

L'entrée dans la thérapeutique oculaire de la cocaïne venue de Vienne a levé les difficultés. Elle ajoutait en ophtalmologie, à l'anesthésie générale, l'anesthésie locale dont on connaît le chemin parcouru et dès le lendemain de son apparition Baudry, Panas et d'autres fixaient les avantages et les indications de chacune de ces méthodes objet de ce chapitre.

§ 1. — Anesthésie générale.

Nombreux sont les agents anesthésiques généraux proposés et employés tour à tour depuis l'éther jusqu'au chlorure d'éthyle, le dernier venu, en dehors des différentes associations ou des mélanges variés préconisés soit pour augmenter l'activité de ces agents, soit pour en atténuer ou faire disparaître les inconvénients.

Protoxyde d'azote. — Le protoxyde d'azote qu'on trouve actuellement à l'état de gaz complètement pur et dont les applications en art dentaire sont particulièrement recommandées à cause de la rapidité d'action et de l'absence de phénomènes secondaires fâcheux au réveil, ne peut être cependant utile dans notre spécialité où les interventions sont toujours d'une certaine durée.

Chlorure d'éthyle. — Longtemps employé comme anesthésique local, Thiesing, von Hacker, Ludwig, Lotheisen puis Nové-Josserand, Malherbe, Kœnig, Reboul, etc. le préconisent comme anesthésique général.

Il semble avoir pu dans certains cas rendre quelques services et éviter peut-être quelques-uns des accidents par le chloroforme ou l'éther. Mais, outre son action fugace et trop superficielle, il ne saurait être indiqué en oculistique puisqu'il n'amène pas la résolution musculaire totale ni la disparition de tous les réflexes, en particulier du réflexe cornéen qui persiste dans plus de la moitié des cas.

Bromure d'éthyle. — Les mêmes observations s'adressent au bromure d'éthyle. Si on l'a employé au même titre que le précédent pour préparer l'anesthésie chloroformique ou éthérée précisément à cause de son action rapide mais passagère, il faut reconnaître qu'il ne met pas à l'abri des accidents de la redoutable syncope primitive (Hartmann et Bourbon) et qu'il ne donne pas non plus une résolution complète. Il faut aussi avouer que la narcose chloroformique ne succède pas sans transition à l'anesthésie au bromure d'éthyle ; entre les deux le malade se réveille. Ce qui nous fait encore hésiter à partager l'enthousiasme de ses partisans c'est qu'il détermine du ptyalisme, une vaso-dilatation qui amène une congestion intense du côté du cou et de la face, accidents toujours fâcheux en ophtalmologie, et quelquefois de l'ictère (Delbet).

Somnoforme. — Sous ce nom, on a préconisé dans ces derniers temps comme anesthésique un mélange de chlorure d'éthyle (60 p. 100), de chlorure de méthylène (35 p. 100) et de bromure d'éthyle (5 p. 100). Ce nouveau venu n'a pas encore fait ses preuves suffisamment pour que nous puissions en parler.

Éther. — Sans condamner d'une façon absolue l'usage de l'éther, son emploi nous paraît moins commode que celui du chloroforme.

L'éther provoque une excitation forte et prolongée. L'anesthésie qu'il détermine, longue à atteindre, est de courte durée. La résolution complète fait défaut.

En outre, son action vaso-dilatatrice incontestable, augmentant la circulation périphérique, peut favoriser ou accentuer les hémorragies, graves pour l'opéré, gênantes pour l'opérateur et donner naissance à des congestions pulmonaires souvent mortelles (Valois). Irritant pour les muqueuses en général, l'éther donne lieu à une sécrétion de mucosités laryngo-trachéales assez abondantes susceptibles de causer des suffocations pénibles et inquiétantes surtout chez les enfants. Enfin, la nécessité de se servir d'un large masque pour l'inhalation de l'éther est une gêne pour l'opérateur.

Chloroforme. — Disciples restés fidèles à la longue expérience et à l'enseignement de Panas, nous sommes à l'Hôtel-Dieu des fervents partisans du chloroforme.

Nous considérons cet agent moins dangereux à la condition qu'il soit bien administré et d'une façon méthodique d'autant plus que, pour les opérations sur les yeux, il est nécessaire dans l'intérêt du malade et du chirurgien de pousser l'anesthésie jusqu'à la résolution complète. Ne sait-on pas, en effet, depuis les belles expériences de Claude Bernard que l'œil (en particulier la cornée et la conjonctive du bord libre des paupières) est l'*ultimum moriens* de la sensibilité physiologique sous l'influence du chloroforme ?

Ici encore plus qu'ailleurs, une connaissance exacte de l'agent anesthésique, de son mode d'administration et des causes qui peuvent en rendre l'emploi parfois dangereux, est de rigueur.

Qualités d'un bon chloroforme. — Une première condition de sécurité, cela a été assez dit dans la mémorable discussion à l'Académie de Médecine soulevée par Huchard (1902), est fournie par les propriétés chimiques du chloroforme (Sédillot). On ne se servira que d'un chloroforme absolument pur, réunissant les qualités suivantes : il doit être limpide, transparent, neutre au papier de tournesol et avoir une odeur suave rappelant la pomme reinette. Versé sur la paume de la main ou sur du papier buvard, il doit s'évaporer rapidement sans laisser aucun résidu. Comme, en outre, il s'altère à la longue sous l'influence de l'air et de la lumière, en donnant naissance à de l'acide chlorhydrique et à des dérivés chlorés, il est nécessaire qu'il soit conservé dans des flacons en verre coloré et bouchés à l'émeri (Regnaud) comme d'ailleurs le fournit aujourd'hui le commerce. Ce chloroforme contient toujours des traces d'alcool qui en assure la conservation sans présenter aucun inconvénient.

Le chloroforme agité avec une solution de nitrate d'argent ne doit pas produire le moindre louche.

Ses effets. — Accidents pouvant survenir pendant la chloroformisation. — Une observation attentive de l'homme soumis à l'influence du chloroforme a démontré qu'avant d'arriver à l'anesthésie complète *à la période dite de tolérance* (Miller), on traverse une phase initiale tourmentée dite *période d'excitation*(1). C'est précisément cette période qui est la seule véritablement dangereuse tandis que, dans la période de tolérance correspondant à la plus grande saturation de l'organisme par les vapeurs chloroformiques, les individus en pleine narcose donnent toute la sécurité possible (Sabart). Par conséquent, les dangers du chloroforme proviennent moins de la quantité absorbée que de certains vices dans son administration.

Reportons-nous un instant au tableau présenté par un sujet en danger chloroformique : facies congestionné, vultueux avec gonflement du cou et des jugulaires. Le pouls continue à battre. La paroi abdominale

(1) M. Kirmisson a préconisé un procédé d'anesthésie par l'administration simultanée de chloroforme et d'oxygène avec l'appareil de Roth. L'anesthésie est obtenue rapidement sans aucune alerte, et la période d'excitation semble supprimée (*Académie de médecine*, 19 mars 1904)

se soulève. Mais l'inspiration et l'expiration ne se font plus entendre ; le malade est en apnée alors qu'*en apparence* il respire, les mouvements du thorax semblant se faire. Vienne à se prolonger cet état et la mort en ébauche deviendra définitive. Le malade aura succombé, dès les premières inspirations, possédant encore toute sa connaissance, s'asseyant et se débattant contre les aides et les assistants qui le retiennent de force. Dès 1882 et sans nier la possibilité de la mort par syncope cardiaque chloroformique, Panas a soutenu que, dans la majorité des cas, cette mort est due à l'asphyxie, à la syncope respiratoire.

Quels sont donc les facteurs de cette asphyxie? L'occlusion des voies aériennes par spasme de la glotte et l'abaissement paralytique de la langue.

Le redoutable spasme de la glotte est plus fréquent qu'on ne le pense. Une excitation se fait-elle sentir sur la muqueuse laryngée par des vapeurs irritantes ou par une goutte d'un liquide quelconque voire même une goutte d'eau, la glotte se ferme spasmodiquement à cause du réflexe bulbo-protubérantiel. Tout autres, en réalité, sont les conditions lorsque les vapeurs sont rendues moins irritantes par leur mélange avec l'air comme dans l'administration du chloroforme faite lentement et avec ménagement. Ce n'est donc qu'une fois que la muqueuse glottique aura perdu son irritabilité qu'elle sera même rendue insensible, qu'on fera respirer le chloroforme, largement et sans le moindre danger. Une surveillance est nécessaire tout au début afin de rétablir au plus tôt le rythme normal de la respiration, au moindre indice d'insuffisance.

A une phase plus avancée de l'anesthésie, il peut survenir une autre cause d'occlusion laryngée et d'asphyxie, nous voulons parler de la rétrocession de la langue vers le pharynx avec ou sans accumulation de salive et de mucosités à l'entrée des voies aériennes.

Ici encore nous retrouvons, à un degré moindre, le tableau précédemment décrit, mais de plus, la respiration est stertoreuse.

Suspendre aussitôt l'administration de l'agent anesthésique ; porter en haut et en arrière le menton pour attirer, par l'intermédiaire des muscles génioglosses, la base de la langue et l'épiglotte en avant et en haut ; saisir la pointe de la langue avec une pince et la porter hors de la bouche ; débarrasser le pharynx des mucosités qui l'encombrent et titiller au besoin la muqueuse pharyngée qui, par excitation transmise au bulbe, provoquera une inspiration profonde et franche d'air pur ; telles sont les indications qu'il faut remplir, et grâce à ces manœuvres isolées ou combinées toute crainte d'asphyxie disparaît. Alors seulement, l'inhalation est reprise graduellement non sans redoubler de surveillance jusqu'à l'anesthésie complète. Et qu'on ne se contente pas d'une surveillance superficielle. Il faut observer la teinte et l'expression du visage, suivre le rythme de la respiration d'une façon attentive, car la pénétration de l'air dans les poumons, l'hématose peut avoir cessé de s'exercer, malgré les efforts mécaniques les mouvements de va-et-vient de l'épigastre.

Ordinairement après une ou plusieurs alertes, on arrive à la période de tolérance caractérisée par un facies normal, une inspiration et une expiration larges et paisibles, la résolution absolue des membres, l'insensibilité complète des téguments, un pouls radial régulier, quelquefois lent et dépressible, le rétrécissement et l'immobilité de la pupille, enfin l'insensibilité de la cornée au toucher.

Ainsi l'anesthésie est à son summum. Pour la maintenir dans cet état qui seul permet les opérations délicates sur les yeux, on fera respirer au malade, de temps en temps, quelques bouffées de chloroforme.

Pendant l'anesthésie, on surveillera le pouls en ayant toujours présent à la mémoire que chez l'homme soumis à la narcose clinique, contrairement à ce qui se passe chez les animaux qu'on se propose de tuer par le chloroforme, le cœur, à de rares exceptions près, ne s'arrête jamais *primitivement*. L'arrêt du cœur est toujours consécutif à des troubles respiratoires d'ordre asphyxique. Aussi, se fier seulement au pouls c'est exposer le malade à une mort possible. Par surcroît de précautions, le pouls sera confié à un aide chargé de renseigner le chirurgien sur son rythme, sa fréquence, etc. Mais, la *véritable sentinelle avancée*, comme disait Panas, celle qui avertit du danger, c'est la respiration.

Nous ne nions nullement la possibilité de la mort par syncope cardiaque, mais nous la considérons comme exceptionnelle. Des cardiaques en grand nombre ne sont-ils pas anesthésiés au chloroforme sans que la mortalité chez eux soit sensiblement plus grande que chez ceux indemnes de toute affection du cœur ? Font cependant exception les malades atteints de myocardite graisseuse ou d'angine de poitrine.

Je n'insiste pas sur les incidents d'importance secondaire tels que la toux, les nausées, les vomissements. Je

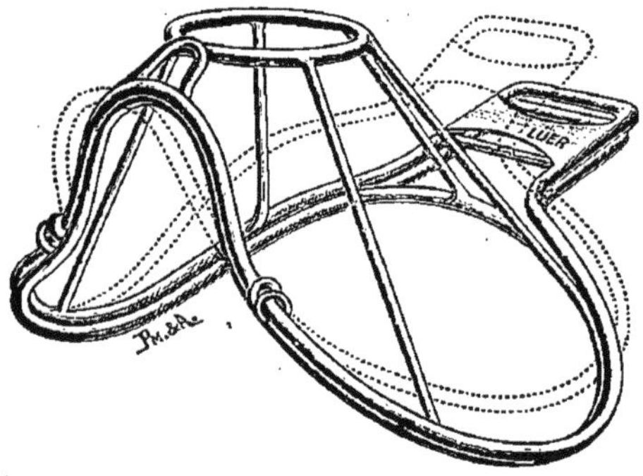

FIG. 7. — Masque de M. Joseph.

n'insisterai pas davantage sur certaines considérations se rapportant au malade (jeûne, rateliers) et au mode d'administration du chloroforme. Mais je dirai qu'au lieu de le donner dans un mouchoir ou dans une compresse pliée ou roulée, il est préférable d'employer le masque métallique de M. Joseph qui présente de sérieux avantages. Facile à nettoyer et à stériliser, s'appliquant parfaitement sur la partie inférieure de la face avec pour points d'appui les maxillaires et non le nez, celui-ci ne permet l'accès de l'air qu'à travers la compresse imprégnée de chloroforme et laisse le champ libre à l'opérateur dans toute la région orbito-oculaire. Je rappellerai enfin que, pour éviter toute surprise, car on intéresse, par l'opération, des nerfs d'une sensibilité exquise tels que les branches de la Ve paire crânienne, il faut pousser l'anesthésie jusqu'à l'insensibilité absolue et non soumettre le malade à une demi-narcose aussi cruelle dans son impuissance pour anéantir la douleur que dangereuse dans ses effets.

Associations du chloroforme avec l'atropine et la morphine. — Ces associations d'un usage courant en physiologie et employées autrefois en oculistique n'ont plus de raison d'être depuis la cocaïne. D'ailleurs, Panas, Pouchet, etc. craignent que cette association n'ait d'autre résultat que celui d'augmenter les dangers d'intoxication.

Indications. — L'emploi de l'anesthésie chloroformique est d'une importance majeure dans certaines opérations.

Il est d'un auxiliaire indispensable chez les nouveau-nés et les enfants même pour pratiquer un examen ophtalmoscopique ou pour vaincre un blépharospasme intense, chez les sujets pusillanimes et nerveux et dans tous les cas où l'on doit craindre l'issue du vitré tels la kératectomie combinée, l'excision ou la cautérisation du prolapsus irien après l'opération de la cataracte, l'extraction des corps étrangers intraoculaires avec l'aimant.

Il est d'autre part indispensable d'avoir recours au chloroforme quand il s'agit de pratiquer l'iridectomie dans les cas de glaucome aigu, la brusque dépression du globe étant souvent extrêmement douloureuse. J'y insiste d'autant plus qu'en face de cet accident, l'anesthésie cocaïnique même associée à l'adrénaline reste presque toujours inefficace.

La mobilité des paupières, l'agitation du malade sont parfois telles qu'il est impossible de pratiquer, avec toute la rigueur et la précision nécessaires, certaines interventions sur les paupières. On devra donc encore recourir au chloroforme pour les opérations de ptosis, de trichiasis, d'entropion et d'ectropion et même pour le brossage des granulations. Les larges blépharoplasties, l'extirpation du sac lacrymal ou sa destruction au thermocautère, l'énucléation, l'exentération ignée ou non et aussi le strabisme se feront sous le chloroforme. Pour le strabisme en particulier, nous pratiquons l'avancement ou le recul des muscles sous l'anesthésie générale, épargnant ainsi au malade la douleur surtout marquée au moment où l'opérateur charge le muscle. Est-il besoin enfin d'insister sur l'urgence de la résolution complète dans les interventions contre les empyèmes des sinus.

§ 2. — Anesthésie locale.

L'idée de diminuer ou de faire disparaître la sensibilité de la région sur laquelle doit porter l'action chirurgicale remonte au commencement de l'histoire des anesthésiques généraux. Les divers moyens : réfrigération, pulvérisations d'éther, sulfure de carbone, acide carbonique proposés par Simpson, Jules Roux, James Arnott, Percival et préconisés en chirurgie générale ne pouvaient nullement être appliqués sur l'œil. Le jour où Keller fit passer la cocaïne, du laboratoire dans le domaine de la thérapeutique oculaire, ce jour la question de l'anesthésie locale était résolue en ophtalmologie. C'est une des plus belles acquisitions qui aient été faites.

Cocaïne.

La cocaïne est l'alcaloïde isolé en 1855 par Gadeke. Niemann la retira des feuilles de l'*Erythroxylon Coca* et la décrivit parfaitement en 1859. En usage depuis un temps immémorial chez les Péruviens qui lui attribuaient des vertus multiples, il y a une quarantaine d'années que la coca fut introduite dans la thérapeutique comme tonique et médicament de réserve.

Les recherches sur les applications de cet agent furent des plus restreintes et, pour ne parler que de ce qui a trait à l'ophtalmologie, Moreno y Maiz signala en 1868 la dilatation pupillaire chez les animaux auxquels il avait injecté de l'acétate de cocaïne en solution à 1/40. Déjà, avant lui, Demarle en 1860 l'avait observée sur lui-même après avoir pris une infusion de feuilles de coca. Ce n'est qu'en 1860 que von Anrep eut l'idée d'instiller quelques gouttes d'une solution de cocaïne, dans les yeux d'animaux en expériences et, sans songer à l'état de la sensibilité oculaire, il nota l'action mydriatique directe de la cocaïne sur la pupille. Plus tard, en 1882, alors que déjà les effets remarquables de la cocaïne sur la sensibilité des muqueuses buccales et laryngées étaient connus et mis à profit (Fauvel, 1869), Coupard et Bordereau, dans le laboratoire de physiologie de Laborde, constataient sur les animaux l'anesthésie des tissus de l'œil, l'abolition du réflexe palpébral et la dilatation pupillaire. Ces résultats ne furent pas publiés. Se fondant sur la connaissance des propriétés anesthésiques sur les muqueuses linguales et laryngées, Koller pensa, avec juste raison, que toutes les muqueuses pourraient être influencées de même par ce merveilleux alcaloïde. Il entreprit une série d'expériences sur les animaux et sur lui-même qui dotèrent en 1884 l'ophtalmologie de l'anesthésie locale à laquelle son nom restera à jamais attaché.

Action de la cocaïne. — Lorsqu'on instille dans le cul-de-sac conjonctival inférieur quelques gouttes de chlorhydrate de cocaïne en solution aqueuse à 2 p. 100, par exemple, on observe une série de phénomènes reconnus par tous. Il est utile de les passer en revue.

Au moment où les gouttes touchent les tissus de l'œil, il se produit un spasme des paupières provoqué par l'impression de froid et une légère sensation de picotement ou même de cuisson. Puis, les paupières clignotent, des larmes mêlées à la solution s'écoulent sur la joue et tout rentre dans l'ordre. Deux à trois minutes plus tard, les paupières s'écartent et restent grandes ouvertes. La fente palpébrale est élargie donnant à l'œil un aspect de fixité particulier, c'est *l'œil hagard.* Par suite de cet élargissement des paupières, l'œil paraît plus grand et plus saillant que son congénère non soumis à l'influence de la cocaïne. Quelquefois, il existe un léger sentiment de plénitude de l'œil. La conjonctive bulbaire a légèrement pâli à cause d'une action vaso-constrictive due à l'excitation des terminaisons nerveuses des parois vasculaires.

Si, dès cet instant et sans frôler les cils, on touche la conjonctive oculaire et la cornée, on constate que la sensibilité est obtuse. L'insensibilité au contact à la douleur et à la chaleur devient absolue 6 à 10 minutes après, suivant le nombre des instillations et le titre de la solution. L'anesthésie de la cornée est complète. Celle de la conjonctive oculo-palpébrale également, mais elle s'arrête à la lèvre postérieure du bord libre des paupières. Elle est très atténuée ou même nulle toutes les fois que la conjonctive et la cornée sont le siège d'une forte hyperémie.

La durée de l'anesthésie est variable. Au bout de 15 à 20 minutes, l'insensibilité devient moins profonde, et diminue graduellement jusqu'à disparition complète. On peut la prolonger, la rendre plus durable et plus ou moins étendue. Il suffit de renouveler les instillations. Costa, en élevant la température de la solution, est arrivé à obtenir une anesthésie plus grande, plus rapide et plus durable à quantité et à titre égaux bien entendu.

Souvent, chez les vieillards surtout, la cornée brillante, perd petit à petit son éclat: elle devient terne et présente çà et là de petits soulèvements. Ceux-ci intéressent l'épithélium de cette membrane et paraissent être une des phases de son exfoliation, de sa desquamation sur laquelle Panas et Berger ont appelé l'attention. On a invoqué, pour l'expliquer, des troubles trophiques consécutifs à une altération des plaques nerveuses terminales due à l'action de la cocaïne. Pour Berger, il ne s'agit pas de troubles trophiques mais bien de l'exposition prolongée de la cornée à l'air consécutive à l'absence de clignotement.

C'est à cette dernière explication que je me rattache et, pour preuve de son bien fondé, je rappellerai l'expérience que j'ai faite il y a quelques années sur les conseils de Panas.

Sur un lapin je pratique une tarsorraphie médiane à droite, par exemple, laissant l'œil gauche ouvert. Dans la même séance, j'instille dans les deux yeux la même quantité de collyre aqueux de chlorhydrate de cocaïne. L'œil, protégé par la suture des paupières, ne présente aucune altération épithéliale de la cornée. Du côté opposé, au contraire, la desquamation est manifeste.

L'iris est atteint par l'action anesthésiante de la cornée selon l'avis de Meyer, de Bribosia, Van Duyse, Schnirer, etc. Mais, si on se rappelle que les malades accusent de la douleur, que certains même poussent souvent un léger cri au moment où l'iris est saisi avec les pinces et excisé, on est porté à se ranger plutôt à l'opinion de Koller, de Panas, de Deneffe, de Dor, de Blanc et d'autres. Ces auteurs admettent, en effet, que la sensibilité de l'iris est beaucoup moins influencée par la cocaïne que ne l'est celle de la cornée et de la conjonctive. Peut-être en faisant des instillations dans la chambre antérieure, après la kératotomie, en assure-t-on l'anesthésie. Toujours est-il que les parties sous-jacentes à la conjonctive telles que le tissu conjonctif circum-bulbaire, les muscles extrinsèques de l'œil, la capsule de Tenon, conservent plus ou moins leur sensibilité.

C'est 10 à 20 minutes après l'instillation du collyre cocaïnique, qu'apparaît la dilatation pupillaire. Elle arrive à son maximum dans le cours de la première heure, reste stationnaire, puis diminue graduellement pour disparaître quelques heures après, 6 à 24 heures ou au delà, suivant les individus. Fait à noter, cette mydriase, n'atteint pas le degré de celle que détermine l'atropine. La pupille conserve légèrement ses réflexes. En même temps que la cocaïne agit sur l'appareil musculaire de l'iris, elle a une action sur le muscle ciliaire se traduisant par une légère parésie de l'accommodation.

La mydriase cocaïnique peut être combattue, suivant Reuss, par l'ésérine sans atténuer l'action anesthésique.

On n'a jamais observé de modifications appréciables dans le fond de l'œil. Mais dans certains cas, on a vu l'œil cocaïnisé devenir flasque, mou comme un chiffon. Cette action sur le tonus diffère suivant qu'il s'agit de l'état normal ou de certains états pathologiques. C'est ainsi que nulle, dans le glaucome, l'action hypotonisante est des plus marquée sur l'œil sain (Bribosia, Knapp, Panas). Tel n'est pas l'avis de Benson et de Gorecki qui attribuent, au contraire, à la cocaïne une action hypertonisante.

En définitive, la cocaïne possède surtout une action anesthésique et mydriatique.

Modes d'emploi. — On se sert couramment du chlorhydrate de cocaïne et la concentration véritablement active des solutions aqueuses varie de 1 à 4 p. 100. Celles-ci sont employées en instillations, en injections sous-conjonctivales et en injections hypodermiques.

Dès 1885, Andrews a proposé l'usage de l'alcaloïde pur en solution dans l'huile d'olives. Plus tard, Bignon (1887) a émis l'idée que les solutions acides perdant rapidement leurs propriétés, il est préférable d'employer ce qu'il appelle *le lait de cocaïne*. Celui-ci consiste en un liquide légèrement alcalin tenant en suspension l'alcaloïde. Bronner aime mieux se servir de cristaux de cocaïne qu'il dépose sur la conjonctive.

Comme collyre, la cocaïne pure dissoute à 2 p. 100 dans l'huile d'olives lavée et stérilisée présente de nombreux avantages sur le collyre aqueux même à 4 p. 100. L'instillation ne provoque jamais des phénomènes réflexes, le blépharospasme en particulier, pouvant déterminer parfois des désordres très graves dans les cas d'ulcère perforant ou de large plaie de la cornée. La cocaïne huileuse donne une anesthésie plus rapide, plus profonde et plus longue sans attaquer l'épithélium cornéen car l'huile s'étend sur toute la surface de la cornée en fines gouttelettes qui, séparées les unes des autres, se réunissent, se fusionnent et forment une nappe,laquelle, glisse lentement dans le cul-de-sac conjonctival. Cette nappe réalise ainsi une couche protectrice utile. Le collyre huileux, enfin, non miscible aux larmes, prend contact immédiatement avec les tissus et rien ne s'oppose à la persistance de ce contact (Scrini).

La solution huileuse se fait à chaud avec une très grande facilité. Je prescris :

Cocaïne pure	0 gr. 20
Huile d'olives lavé et stérilisée.	10 »

Voici comment on formulera les solutions aqueuses : à 1 p. 100

Chlorhydrate de cocaïne	0 gr. 10
Eau distillée bouillie	10 »

ou encore à 4 p. 100

Chlorhydrate de cocaïne	0 gr. 40
Eau distillée bouillie	10 »

Pommade

Chlorhydrate de cocaïne	0 gr. 10 à 0 gr. 40
Vaseline neutre.	5 à 10 gr.

Tout le monde sait faire une instillation ; aussi n'y insisterai-je pas. Toutefois, les injections hypodermiques de cocaïne exigent certaines précautions sur lesquelles

Reclus, fervent partisan de cet alcaloïde, a donné des indications précises que je rappellerai ici.

Si le titre peut être indifférent quand il s'agit d'instillations simples, il n'en est plus de même pour les injections. Reclus recommande avec insistance, et tous se rangent aujourd'hui à son avis, de ne jamais employer de solutions au-dessus de 1 p. 100, en rappelant qu'une seringue de Pravaz contient alors *un centigramme* de cocaïne. En ophtalmologie, nous avons très rarement l'occasion d'atteindre cette dose. Mais, si quelques opérations exigeaient la répétition des injections, il ne faudrait pas oublier ce précepte de Reclus que la dose de 0,15 à 0,20 centigrammes *ne doit sous aucun prétexte être dépassée.* Des cas de mort ont été observés au-dessus de cette dose (0,22 centigrammes).

Le malade doit toujours être en position horizontale. On évite ainsi la syncope et même ses menaces.

Après avoir pris les précautions aseptiques nécessaires, on enfonce d'un coup sec l'aiguille de la seringue de Pravaz amorcée, dans l'épaisseur même du derme ; on pousse légèrement le piston, un petit boursouflement se produit. Alors, on enfonce progressivement l'aiguille en même temps qu'on presse légèrement le piston.

C'est le procédé opératoire ordinaire auquel on donne, en général, la préférence.

Je rappellerai que pour les enfants « *que la vue des instruments épouvante* » (Reclus) et en raison de leur indocilité, il est préférable de s'abstenir de l'anesthésie locale pour s'adresser, comme je l'ai déjà dit, au chloroforme.

Indications. — Koller a employé la cocaïne dans un double but comme anesthésique et comme analgésique. C'est dans cette voie tracée par lui qu'oculistes, chirurgiens et médecins l'ont suivi.

Qui peut nier, d'ailleurs aujourd'hui, les ressources multiples que cet agent offre à la thérapeutique en chirurgie ou dans le traitement des affections douloureuses, prurigineuses même ?

Avec la cocaïne, se sont évanouies les hésitations pour le chirurgien, les inconvénients du chloroforme pour le malade et les accidents possibles dus aux effets de cet anesthésique général.

De toutes les opérations, celle qui a le plus bénéficié de l'anesthésie locale, c'est assurément l'extraction de la cataracte. Il est vraiment merveilleux de penser qu'avec quelques gouttes d'une solution la sensibilité fait place à une insensibilité des tissus avec lesquels elles ont été en contact, telle que la mise en place du blépharostat, la toilette pré-opératoire des culs-de-sac conjonctivaux, la fixation du globe, la kératotomie, l'extraction de la cataracte, la toilette de la pupille, tous ces temps plus délicats les uns que les autres se font dans les meilleures conditions avec sécurité et précision. Le malade peut même faciliter les manœuvres. Ici les accidents redoutables tels que secousses et vomissements ne sont pas à craindre. L'opération est indolore surtout si elle est pratiquée sans iridectomie.

Trois ou quatre instillations d'une solution aqueuse de chlorhydrate de cocaïne à 4 p. 100 suffisent pour donner une anesthésie parfaite. La solution huileuse à 2 p. 100 est, sinon plus, tout au moins aussi active, sans parler des différents avantages qu'elle présente et sur lesquels j'ai déjà insisté. Pour éviter le léger voile que forme l'huile sur la cornée susceptible de gêner la transfixion de cette membrane, il suffit de pratiquer un bon et soigneux lavage après l'instillation du collyre.

L'extraction des corps étrangers, la paracenthèse et les cautérisations de la cornée sont facilement supportées sous l'influence de l'anesthésie cocaïnique. De même, l'iridectomie et l'opération du ptérygion.

Les petites interventions qui se pratiquent sur les paupières : chalazion, scarifications, canthoplasties, extirpation de la glande lacrymale accessoire, sont faciles après injections hypodermiques ou sous-conjonctivales d'une solution aqueuse de cocaïne à 1 p. 100.

Outre son emploi en chirurgie, cet anesthésique local trouve comme analgésique des indications thérapeutiques médicales dans les conjonctivites, les blépharo-conjonctivites, les kérato-conjonctivites, les kératites, les épisclérites et les iritis. Pour ces dernières comme pour les kératites ulcéreuses, la cocaïne en solution huileuse est préférable (Scrini).

Inconvénients. — Certains auteurs lui ont fait grief de sa propriété mydriatique comme cause d'accidents pendant ou après certaines opérations. Ce n'est pas d'ailleurs le seul reproche qu'on lui ait adressé. L'exfoliation de l'épithélium cornéen, la parésie de l'accommodation, l'hypotonie constituent, avec l'effet qu'elle possède sur la pupille, ce qu'on peut appeler les *inconvénients de la cocaïne.*

L'exfoliation de l'épithélium cornéen n'existe plus si l'on se sert de solutions huileuses. Le temps a fait justice aussi de l'opinion de Mellinger qui a accusé la cocaïne de retarder la cicatrisation des plaies de la cornée. Quant à la parésie de l'accommodation survenant, par exemple, après l'instillation du collyre anesthésique pour extraction de corps étrangers, son désagrément est de peu d'importance par rapport aux avantages que procure la cocaïne. De même, la dilatation de la pupille qui effraie parfois les malades ne peut être rendue responsable des méfaits dont on l'accable, tels que de rendre difficile l'issue du cristallin, en formant un bourrelet au niveau de la plaie cornéenne.

Heureusement l'hypotonie très marquée chez certains vieillards pouvant rendre les manœuvres de l'extraction de la cataracte très difficiles, ne se rencontre pas souvent.

Ce qui est plus grave et qui pèse sur la cocaïne, c'est l'action *hypertonisante* qu'on lui attribue. On connaît les cas de glaucome que signalèrent à la suite de son emploi sur des yeux prédisposés Manz, Javal, Armaignac, Radwitzky. On connaît aussi la mémorable discussion au Congrès de Heidelberg en 1896 sur ce sujet et où, d'une part, Pflüger, Laqueur et d'autres ont apporté la démonstration de son effet néfaste sur les yeux glaucomateux et où d'autre part, certains, tels que Grœnouw, en ont proclamé au contraire la vertu bienfaisante, à cause de son action hypnotisante.

Les avis étant partagés, le mieux sera d'être très circonspect dans l'usage de la cocaïne lorsqu'il s'agit de cas confirmés ou en imminence de glaucome.

Je dois rappeler que Lagrange, Baker, Mactier, Galezowsky, Burchardt, Talbot, etc., ont observé et signalé, à la suite d'instillations de cocaïne, des syncopes et Abadie, Bettelheim, Falck, Wöfler, etc..., à la suite d'injections hypodermiques, des cas de mort.

Ces accidents, rares heureusement aujourd'hui, remontent pour la plupart à la période de début de la cocaïne.

SUCCÉDANÉS DE LA COCAÏNE.

J'ai dressé le bilan des avantages de la cocaïne. Comme de toutes choses on ne peut pas enregistrer que des succès, j'en ai signalé aussi les inconvénients.

C'est à la suite des accidents reprochés à la cocaïne et un peu par avidité de nouveautés, phénomène général connu dans toutes les branches de la science à l'aurore d'une découverte, qu'on a vu de tous côtés surgir des rivales. On n'en compte pas moins de vingt.

Caféine. — Dès 1885, sous l'inspiration de Duneau et Flockhart, Argyll Robertson a essayé la caféine associée au salicylate de soude en solution aqueuse. L'anesthésie qu'il en a obtenu a été légère et fugace. Prosper James n'a constaté qu'une diminution de la sensibilité et moi-même, dans les diverses tentatives que j'ai faites au laboratoire de l'Hôtel-Dieu en 1899, je n'ai eu que des résultats négatifs.

Alvéloz, Jaborine, Aconitine. — La même année, Pier d'Houy annonçait avoir observé une anesthésie légère avec l'alvéloz, la jaborine et divers sels d'aconitine. Les uns et les autres sont extrêmement irritants et par conséquent inutilisables.

Menthol et Anésone. — Baradoux ensuite étudie l'action anesthésique du menthol et Emile Grosz celle de l'anésone ou anésine, mais sans résultats favorables.

Erythrophléine, Strophantine, Haya, Ouabaïne, Apomorphine, Drumine. — De même, les expériences et les observations de Lœwin, Panas, Bernheimer, Gley, Trousseau, Ludwig et Stocquart ont démontré que si, parmi ces agents, les uns déterminent une anesthésie souvent infidèle et les autres émoussent la sensibilité ou restent indifférents, presque tous donnent lieu à des douleurs vives, à du larmoiement et aussi à une injection intense rappelant une véritable conjonctivite aiguë.

Stenocarpine. — Il n'est pas étonnant que Claiborne, Knapp, Goodmann et Chevallereau aient reconnu à la stenocarpine ou gleditschine des propriétés mydriatiques et anesthésiques, ce produit paraissant être un mélange artificiel de sulfate d'atropine, de chlorhydrate de cocaïne et d'acide salicylique ; ce dernier ajouté comme agent conservateur (Nory).

Tropacocaïne. — Les travaux de Giesel, de Liebermann, de Silex et d'autres et aussi de Rogmann nous font connaître en 1891 le chlorhydrate de tropacocaïne. Rogmann le considère comme supérieur au chlorhydrate de cocaïne et, en ce qui concerne les avantages qu'il présenterait, les avis sont partagés tant au point de vue de la rapidité, de l'intensité et de la durée de l'anesthésie que de ses effets mydriatiques, antiseptiques et toxiques. D'ailleurs, si on réunissait les vertus que les uns et les autres reconnaissent à la tropacocaïne sans tenir compte de celles qui lui sont contestées, on finirait par conclure qu'elle réalise tous les desiderata et qu'elle est appelée à remplacer la cocaïne.

Comme le recommande Rogmann, il faut se servir de solutions à 3 p. 100 auxquelles on aura toujours soin d'ajouter du chlorure de sodium, sans quoi elles sont excessivement irritantes.

Au cours de mes recherches sur la solubilité dans l'huile de certains alcaloïdes, je n'ai pu étudier celle de la tropacocaïne, celle-ci n'ayant pu être isolée dans des conditions satisfaisantes par Billon , le très distingué chimiste.

Eucaïne. — C'est Vinci qui annonça en 1896, l'eucaïne et, vraiment à un moment donné, elle semblait rivaliser avec la cocaïne. Toutefois, les divers expérimentateurs qui se trouvèrent en présence se virent bientôt divisés en deux camps bien tranchés. L'un, comptant Berger, Deneffe, Demets, Jennings dans ses rangs, soutenait que l'eucaïne possédait toutes les qualités anesthésiques de la cocaïne, qu'elle lui était même supérieure par sa stérilisation facile et son action nulle sur la pupille. L'autre, qui avait à sa tête Leber et Hirschberg, l'accusait d'exercer sur les tissus de l'œil une action irritante telle qu'il fallait la rejeter. Silex mit tout le monde d'accord en enseignant qu'il existait deux variétés d'eucaïne : l'eucaïne A ayant une réaction acide et dont l'application est effectivement douloureuse et susceptible de provoquer de l'hyperémie conjonctivale ; l'eucaïne B à caractères stables, nullement irritante, celle qui servit aux études de Deneffe, de Berger, etc. et de Dolbeau à l'Hôtel-Dieu.

Cette dernière ne jouit pas cependant, d'une supériorité marquée sur la cocaïne (Schmidt). Comparée à cette dernière, l'eucaïne B présente en solution à 2 p. 100 une action anesthésique de durée moindre. Cette action est incertaine sur les yeux enflammés (Dolbeau). Son influence sur la pupille et l'épithélium cornéen, bien que niée par certains auteurs, existerait pour d'autres. Son équivalent toxique en outre est sinon supérieur (Reclus, Van Eecke), tout au moins égal à celui de la cocaïne (Pouchet), contrairement à l'avis de Vinci, Berger et d'autres. Elle peut même déterminer des troubles mortels sans phase prodromique (Pouchet).

L'eucaïne B pure se dissout très bien dans l'huile à 2 p.100 (Scrini).

Holocaïne. — Découverte par Tauber en 1897, l'holocaïne a été étudiée par Hirschberg, Heinz, Masselon, Ricchi entre autres.

Tous s'accordent à reconnaître que sa valeur anesthésique se rapproche de celle de la cocaïne. Mais il y a divergence d'opinions en ce qui concerne son action destructive sur l'épithélium de la cornée et ses effets irritants sur la conjonctive. En solution à 2 p. 100, Bock et Schmidt ont vu souvent l'application du chlorhydrate d'holocaïne déterminer des altérations bien nettes du côté de la cornée.

Enfin son pouvoir toxique est grand. C'est ainsi que l'holocaïne également n'arrivera pas à détrôner la cocaïne.

En 1899, j'ai obtenu avec l'holocaïne pure, isolée par Billon ,du chlorhydrate pour mes expériences, de bonnes solutions dans l'huile au centième. J'ai dû seulement les préparer et les conserver dans un récipient de porcelaine afin d'éviter une altération non définie se produisant, d'après certains auteurs, sous l'influence du contact du verre et ayant pour cause l'alcalinité de ce dernier. Malgré ce soin, la solution qui présentait, les premiers jours, la coloration normale de l'huile d'olives, n'a pas tardé à prendre une teinte tirant sur le rose et à devenir au bout de huit jours brune comme l'huile de lin. La même altération s'est reproduite avec une solution de chlorhydrate d'holocaïne dans l'eau. Celle-ci, tout d'abord, incolore, a pris graduellement une teinte franchement rose non signalée encore par aucun expérimentateur à cette époque. Je dois ajouter que l'altération en question est plus rapide, si on conserve les solutions dans des vases de verre ou de porcelaine débouchés et exposés à l'air et qu'elle n'est nullement empêchée si pour la solution huileuse on a recours à l'éther comme intermède. M. Billon, qui avait fait, de son côté et parallèlement, les mêmes solutions aqueuses et huileuses d'holocaïne, était arrivé aux mêmes résultats.

Orthoforme. — Il ne peut être employé dans la pratique ophtalmologique à cause de ses effets irritants.

Acoïne. — D'après Hesse et Troldenier l'acoïne n'est pas toxique et possède des propriétés anesthésiques manifestes moins marquées cependant, mais de plus longue durée que celles de la cocaïne. Elle peut être employée au centième. Au quarantième, la solution devient irritante. Plus concentrée, elle est caustique. Les solutions sont faites dans l'eau salée et conservées dans des flacons bleus.

L'acoïne aurait l'avantage de rendre indolores les injections sous-conjonctivales de cyanure d'hydrargyre et de chlorure de sodium.

D'après mon observation personnelle et celle de Bourdeaux, l'acoïne donne un précipité en présence du chlorure de sodium et paraît loin de jouir de la propriété spéciale qu'on lui attribue.

Voici les formules que Darier et Etievant proposent :

1° *Pour collyre :*

Acoïne C	de 5 milligr. à 1 centigr.
Sérum physiologique stérilisé.	1 cc.

2° Pour injections sous-conjonctivales :

Acoïne C.	5 milligr.
Chlorhydrate de cocaïne	1 centigr.
Sérum physiologique stérilisé.	1 cc.

Cette solution sera associée à une solution de cyanure d'hydrargyre à 1 0/00 ou 1/5000 lorsqu'il s'agit d'injections sous-conjonctivales de ce sel.

Nirvanine. — La nirvanine a été étudiée et préconisée comme anesthésique local par Einhorn et Heinz, Luxemburger et Robert Marcus à l'étranger et, en France, par Bonnard, Joanin et Paul Reynier en 1899.

Sur la foi de ces auteurs et malgré une note parue dans le *Journal de Pharmacie et de Chimie* le 15 mars 1899, disant que la nirvanine « est contre-indiquée dans la thérapeutique oculaire parce qu'elle irrite assez fortement l'œil normal », j'ai, avec le Dr Artault, entrepris une série de recherches expérimentales et cliniques destinées à déterminer les ressources qu'en pourrait tirer l'ophtalmologie. Nous n'avons pas trouvé en elle le succédané rêvé de la cocaïne ; certaines observations nous permettent même de mettre en doute la grande valeur antiseptique que ses promoteurs lui avaient attribuée.

Les solutions aqueuses de nirvanine à des titres variant de 1 à 5 p. 100, préparées cependant avec les plus grands soins d'asepsie et de conservation, nous ont constamment présenté des cultures spontanées de bactéries et de moisissures.

Stovaïne. — Découverte par M. Fourneau récemment

(1903),la stovaïne a été étudiée au point de vue physiologique par mon ami M. Billon qui a constaté en même temps que son très grand pouvoir anesthésique, une toxicité beaucoup plus faible que celle de la cocaïne.

Sur la demande de M. Billon, MM. Reclus et Chaput en chirurgie générale, de Lapersonne en chirurgie oculaire et Sauvez en odontologie, en ont étudié les applications thérapeutiques.

Pour ce qui concerne notre spécialité, voici les conclusions du travail de notre maître de Lapersonne.

« En résumé,le nouvel anesthésique local qui nous est présenté, la stovaïne, est appelé à rendre des services très réels en chirurgie oculaire.

«Sa faible toxicité permet de l'employer plus largement que la cocaïne. Il y a lieu, d'ailleurs, de distinguer entre son action superficielle en instillations et ses effets en injections sous-conjonctivales ou sous-cutanées.

« En *instillations*, la stovaïne *en solution au vingt-cinquième dans la solution physiologique*, permet de faire presque toutes les opérations portant sur la cornée ou la conjonctive, même l'opération de la cataracte. Sauf une légère desquamation épithéliale sans conséquence et d'ailleurs inconstante, elle n'a aucun inconvénient sur la marche de la cicatrisation. Mais elle est inférieure à la cocaïne en ce que son application est toujours plus douloureuse et que, à doses égales, l'anesthésie cornéenne est moins complète et moins durable.

« En *injections sous-cutanées* ou *sous-conjonctivales*, la stovaïne au centième nous a paru au contraire supérieure à la cocaïne. L'insensibilité est complète en moins d'une minute et dure très largement le temps nécessaire pour une opération. Ses propriétés vaso-dilatatrices favorisent sans doute la diffusion rapide, ce qui n'a pas d'inconvénients en raison de sa faible toxicité (1). »

La cocaïne, de l'exposé que je viens de faire de ses succédanés, répond à toutes les indications pour lesquelles la plupart des innovateurs ont voulu préconiser tel ou tel anesthésique afin de la supplanter. Elle reste donc l'anesthésique local de choix.

Si, dans certaines circonstances, quelques praticiens désiraient utiliser l'eucaïne, l'holocaïne, la tropacocaïne ou la stovaïne, ils trouveraient, dans les lignes qui précèdent, les titres des solutions officinales.

J'ai indiqué deux formules pour l'emploi de l'acoïne. Elles pourraient être utiles à ceux qui seraient tentés d'expérimenter et d'essayer ce nouveau produit.

(1) *Presse médicale*, 13 avril 1904.

CHAPITRE III

PRINCIPAUX MÉDICAMENTS DANS LES AFFECTIONS DES MEMBRANES EXTERNES

Dès la plus haute antiquité jusqu'à nos jours, les médications topiques ont fait la base du traitement des maladies oculaires externes. Les écrits des ophtalmologues de tous les temps et les nombreux *cachets des oculistes* découverts un peu partout et surtout dans les fouilles des cités antiques le prouvent surabondamment.

La forme sous laquelle on fait usage des divers topiques oculaires varie suivant les cas.

Tantôt, il s'agit de solutions aqueuses désignées sous le nom générique de *collyres*. Ce sont les *collyres* proprement dits préparés avec des eaux distillées comme véhicule de diverses substances médicamenteuses. Ils sont portés au contact de l'œil, à l'aide d'un compte-gouttes. Celui de Stroschein ou de Dolbeau de préférence. Tantôt on incorpore les agents actifs aux corps gras, au glycérolé d'amidon ou à la vaseline pour obtenir les *pommades* dénommées *collyres mous* par les anciens. Enfin, le médicament est employé à l'état de crayon, de cristal ou de poudre réduite à un très grand degré de ténuité. Autrefois, cet état constituait les *collyres secs*, désignation qui n'a pas prévalu dans le langage actuel.

La préparation de chacune de ces formes médicamenteuses exige des conditions particulières tant sous le rapport de la trituration ou de la porphyrisation que sous celui de la nature du véhicule.

Poudres. — Je ne saurais trop insister sur la nécessité de se servir de poudres impalpables dont les grains ne puissent provoquer aucune irritation de frottement. Elles

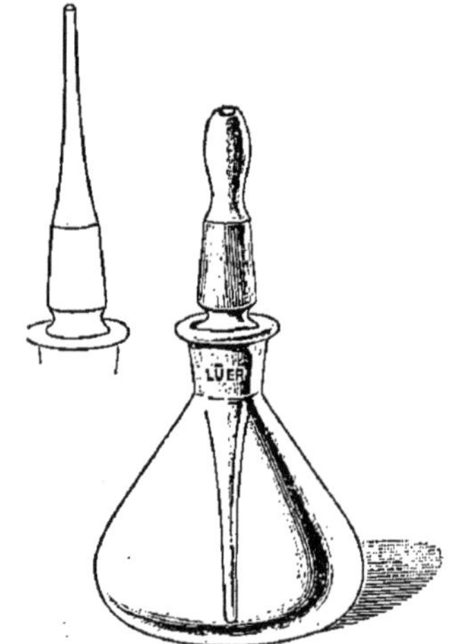

Fig. 8. — Compte-gouttes de Stroschein.

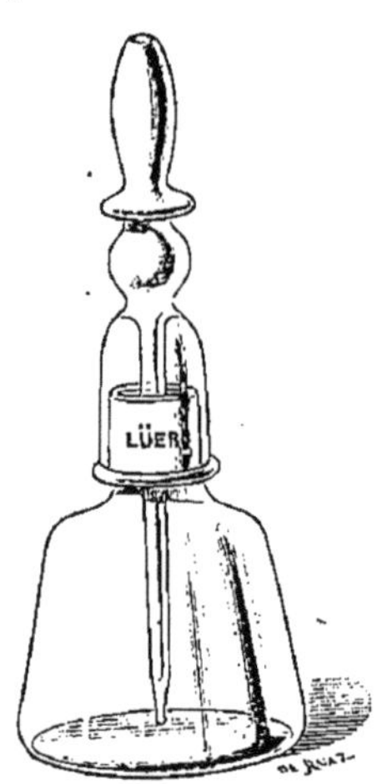

Fig. 9. — Compte-gouttes de Dolbeau.

doivent être très soigneusement porphyrisées et sont insufflées, entre les paupières, au moyen d'un petit cornet en papier ou d'un tuyau de plume percé aux deux extrémités. Elles peuvent encore être projetées sur la cornée ou la conjonctive tarsienne, la paupière étant retournée, avec un tampon de coton sec.

Pommades. — La nature de l'excipient a une importance considérable. Il est indispensable d'employer la vaseline neutre ou jaune alcaline et plus fluide. Nous en dirons autant de la glycérine qui entre dans la composition des glycérolés. Le cold-cream, qu'on a parfois l'occasion de prescrire, doit être de la plus parfaite fraîcheur. La lanoline enfin, peut-être moins usitée qu'elle ne devrait l'être en raison de sa nature organique et de sa conservation plus durable, ne jouit pas de la faveur générale à cause de son peu de fluidité. On peut obvier à cet inconvénient en prescrivant la lanoline hydratée (Liebreich-Landesberg) soit associée à de la vaseline ou à de l'huile (Jamieson) ou encore, additionnée d'une petite quantité d'eau qui sert ainsi, dans certains cas, de dissolvant au principe actif (Jamieson).

Il ne faut jamais oublier de recommander la malaxation soigneuse des pommades afin que la répartition, *le mélange* du médicament soient aussi parfaits que possible. Dans ce but, on est souvent obligé de recourir à un intermède, l'eau, l'huile ou l'éther. Récemment, Crouzel a proposé d'ajouter à la vaseline 20 p. 100 de paraffine. On éviterait ainsi les agglomérats granulés qui se forment, quelque temps après la préparation, dans les pommades à base de vaseline et de produits insolubles.

Collyres. — Avec de nombreux praticiens, je recommande toujours de prescrire les collyres par petites quantités à la fois, puisqu'on voit s'altérer, sous l'influence des champignons et des bactéries, les solutions même d'antiseptiques réputés énergiques. J'ai, autre part, condamné aussi les hydrolats, qu'ils soient considérés comme un simple véhicule ou comme un agent actif (Delioux de Savignac). Leur conservation est impossible sauf peut-être pour l'eau de cannelle qui paraît résister pendant des mois à l'envahissement des champignons, des algues ou des bactéries (Barnouvin).

Les affections des tissus les plus superficiels de l'œil, celles qui intéressent les paupières, la conjonctive et la cornée sont très fréquentes et, d'après leur degré et leur forme, offrent des indications thérapeutiques variables. Souvent, il sera nécessaire de prévenir ou de combattre la suppuration et ses suites ; ailleurs, il sera suffisant de calmer les phénomènes irritatifs et douloureux et, dans certains cas, il faudra déterminer une phlegmasie artificielle en modifiant l'état des tissus dans leur vascularisation et leurs sécrétions. A cette fin, on a recours aux antiseptiques, aux émollients, aux astringents ou aux caustiques. C'est là une classification purement artificielle, car les agents d'un même groupe empiètent réciproquement sur le champ d'action de l'autre d'après leur nature et leur concentration.

§ 1. — Antiseptiques.

Les remarquables acquisitions modernes, c'est-à-dire la connaissance de la nature des ophtalmies purulentes et de la suppuration ont conduit, *sans détrôner certaines vieilles pratiques*, à préconiser utilement, tant au point de vue curatif que préventif, des substances jouis=

sant d'un pouvoir bactéricide notoire. Certains de ces antiseptiques *irritants* trouvent, d'autre part, un usage fréquent et des plus avantageux dans le traitement de quelques affections chroniques et de leurs suites telles que le trachome, le pannus, les taies et les ulcères atoniques de la cornée.

Des agents de même constitution différant très souvent d'action, je ne crois pas devoir, à l'exemple de nombreux auteurs, tenter une division soit clinique soit bactéricide ni même chronologique. Je les étudierai dans l'ordre d'importance qu'on peut leur attribuer et il est bien entendu qu'on retrouvera ici quelques antiseptiques déjà signalés.

Mercuriaux. — Conseillés empiriquement par les médecins arabes dans le traitement des affections externes, ce n'est qu'à partir du xve siècle que leur emploi fut basé sur la connaissance de leurs modes d'action divers.

Le mercure à l'état métallique pur n'est guère employé en thérapeutique. Divisé ou *éteint* par diverses substances, il constitue la base de certaines préparations telles que l'onguent napolitain, l'onguent gris mélangé ou non à parties égales d'axonge ou de cold-cream frais préconisées en applications sur les paupières et les sourcils dans la phtyriase, la meibomite.

Mais les sels de mercure dont la valeur thérapeutique est incontestable, répondent à des indications multiples. On se sert du biiodure d'hydragyre, de l'oxycyanure de mercure, du bichlorure ou sublimé, du chlorure mercureux ou calomel et des oxydes de mercure.

1° BIIODURE DE MERCURE. — J'ai déjà insisté suffisamment sur ce sel, ses préparations et ses avantages au chapitre de l'asepsie pour qu'il soit opportun d'y revenir ici. Dans les affections des membranes externes, on peut employer ses solutions aqueuses en lotions, irrigations et injections. Ces dernières sont très avantageuses, en dehors des conjonctivites et des dacryocystites, lorsqu'on veut faire le lavage de la chambre antérieure après la paracentèse dans les ulcères à hypopyon. Elles ne déterminent aucun phénomène d'irritation.

Sous l'instigation de Panas, Braquehaye (1893) utilisa, avec succès, la solution huileuse comme topique dans les blépharites ciliaires ulcéreuses et squameuses. C'est une excellente ressource en cas d'insuccès avec les autres médications. Après avoir enlevé les croûtes, fait un lavage soigneux et essuyé les paupières, on l'applique avec un tampon d'ouate hydrophile fixé à une tige métallique ou de verre imprégné de la solution. On le passe légèrement sur la lèvre ciliaire du bord libre des paupières. Cette opération peut provoquer parfois une cuisson légère et une injection conjonctivale passagère qui justifient l'essai de solutions progressives de 1 à 4 p.1000 plutôt que l'utilisation immédiate de cette dernière.

2° BICHLORURE DE MERCURE OU SUBLIMÉ. — Tout ce qui a trait à son pouvoir antiseptique et à l'emploi de ses solutions a été déjà exposé. Ce sel est prescrit, contre quelques affections des membranes externes, sous des formes variées : en lotions, pulvérisations, irrigations, badigeonnages, en collyres, pommades et en injections sous-conjonctivales.

Suivant la concentration des solutions, il est antiseptique ou caustique. D'après Guaita, la solution à 1/500 est très caustique, celle à 1/3000e, en l'étant beaucoup moins, est irritante.

Le sublimé en solutions variant de 1/5000e à 1/1000e est couramment recommandé par de nombreux ophtalmologues pour lotions répétées deux à trois fois par jour, soit comme un agent prophylactique, soit comme un adjuvant du traitement spécial de l'affection. Il est prescrit contre les blépharites, les conjonctivites catarrhales et purulentes, la conjonctivite granuleuse et les ulcères de la cornée.

L'usage des solutions de sublimé même très diluées peut déterminer, plus ou moins vite, suivant la susceptibilité individuelle des tissus de l'œil, une irritation allant jusqu'à la conjonctivite qui serait, dans le cas particulier, d'ordre chimique. C'est pourquoi, il est prudent d'être circonspect dans l'emploi de ces solutions (Panas) et, lorsqu'on y aura recours, de prescrire de préférence des solutions à 1/5000e comme le conseille notre maître de Lapersonne, rarement à 1/1000e.

Certains auteurs recommandent les lotions au sublimé à 0 gr. 50 0/00 dans le traitement de l'eczéma conjonctivo-palpébral si rebelle. Non seulement, elles n'exercent aucune influence favorable sur cette dermatose, mais encore elles semblent avoir des effets plutôt nuisibles. Leur emploi doit donc être rejeté de l'avis même des dermatologues.

L'action irritante, caustique des solutions de sublimé est utile, au contraire, dans la conjonctivite granuleuse. Ici, pour obtenir les meilleurs effets, il est nécessaire d'en augmenter la concentration à 1/500e, à 1/200e même, avec ou sans addition de chlorure de sodium et on touche, on badigeonne la muqueuse avec un peu de ouate trempé dans la solution à titre élevé.

Cette méthode a donné d'excellents résultats au professeur de Lapersonne. C'est elle que nous préconisons, avec avantages, à la clinique ophtalmologique de l'Hôtel-Dieu toutes les fois qu'il s'agit de conjonctivite granuleuse à marche subaiguë.

Notre maître prescrit :

A.	Chlorhydrate de cocaïne. . . .	0 gr. 20 centigr.
	Eau distillée bouillie	10 »
B.	Sublimé	0 » 10 »
	Chlorure de sodium	0 » 50 »
	Eau distillée	20 »

Cinq minutes après l'instillation de quelques gouttes du collyre A, on retourne délicatement la paupière et, avec un tampon d'ouate imprégné du collyre B, on badigeonne, on touche les granulations avec ou sans un léger massage. On peut répéter ces applications, tous les jours ou tous les deux jours, suivant les cas. Les ulcères de la cornée ne constituent pas une contre-indication comme pour le brossage des granulations volumineuses avec une solution plus ou moins forte de sublimé (Sattler, Darier, Abadie).

Le glycérolé de sublimé au 1/30e, au 1/100e a été préconisé et recommandé, d'autre part, contre les blépharites ulcéreuses (Schweinitz). Enfin, la solution aqueuse au 1/1000e a été et est encore employée en injections sous-conjonctivales contre les ulcères de la cornée à hypopyon. Cette méthode de traitement, en général, devant faire l'objet d'un paragraphe spécial, je n'insiste pas ici.

3° Oxycyanure de mercure. — Il a été déjà question de l'oxycyanure de mercure et du titre de ses solutions. Je ne veux que rappeler actuellement le mode d'emploi qu'en fait Coppez dans le traitement de la blépharite ulcéreuse.

Cet auteur conseille des lotions avec la solution suivante additionnée trois fois de son volume d'eau :

Oxycyanure de mercure	0 gr. 30 centigr.
Chlorure de sodium	3 »
Eau distillée	500 »

4° Chlorure mercureux ou protochlorure de mercure. — Ce sel se présente sous trois formes. Deux seulement nous intéressent : le calomel à la vapeur, poudre blanche impalpable ; le précipité blanc, poudre blanche dans un état de division plus grand encore.

Le calomel est souvent préconisé comme antiseptique

et résolutif. On le prescrit en poudre et en pommade.

Primitivement, le calomel en poudre était presque exclusivement employé dans le traitement des taies de la cornée. Son champ d'application fut étendu par Ruete Von Græfe et Arlt. C'est ainsi qu'on en fait usage contre la kérato-conjonctivite phlycténulaire, sans phénomènes irritatifs, photophobie et larmoiement; les granulations sans complications cornéennes, ulcération ou pannus et les blépharites ciliaires.

Pour cet usage, il faut se servir de calomel porphyrisé ou de précipité blanc bien secs, conservés dans des flacons bouchés à l'émeri. On prescrit le calomel soit seul :

Calomel porphyrisé. . . . . 10 grammes
pour provision.

ou, comme de Lapersonne, mélangé avec du sucre en poudre :

Calomel porphyrisé	ââ 5 grammes
Sucre en poudre.	

pour provision.

On fait une instillation de quelques gouttes d'un collyre de cocaïne et, cinq minutes après, on écarte avec l'index et le pouce de la main gauche les paupières, en invitant le malade à renverser la tête légèrement en arrière. De la main droite, on projette alors sur la cornée une pincée de la poudre de calomel ou du mélange, au moyen d'une petite boulette d'ouate. On peut encore l'insuffler à l'aide d'un petit cornet en papier. On lâche les paupières et l'on pratique, à travers la paupière supérieure, un léger massage. Après cette application, il faut avoir le soin de chasser des culs-de-sac conjonctivaux le calomel par un lavage méticuleux, la plus petite quantité pouvant déterminer, à l'instar d'un corps étranger, une gêne et une irritation assez vive. L'application du calomel en poudre peut être quotidienne ; elle doit être suspendue ou cessée si elle amène des phénomènes d'irritation.

Le calomel est encore employé en pommade :

Calomel porphyrisé ou précipité blanc.	0 gr. 10
Vaseline neutre	5 ou 10 grammes.

S'agit-il de blépharites ciliaires, on conseille de graisser le bord libre des paupières, à la racine des cils, avec gros comme un grain de chènevis de cette pommade tous les soirs au moment du coucher.

Il est bien entendu qu'elle ne sera appliquée utilement que si les paupières sont débarrassées des croûtes qui agglutinent les cils.

Dans le traitement des taies de la cornée, de la kératite phlycténulaire, de la kératite interstitielle, de l'épisclérite, et de la conjonctivite granuleuse, il faut introduire la pommade dans les culs-de-sac conjonctivaux. On peut faire précéder cette application d'une instillation de quelques gouttes de solution cocaïnique ou combiner la cocaïne dans la pommade ;

Calomel à la vapeur	0 gr. 10
Chlorhydrate de cocaïne	0 gr. 10
Vaseline neutre	10 gr.

Quelques auteurs associaient le calomel à l'oxyde rouge de mercure en pommade avec de l'axonge et de l'huile (Guépin), d'autres le prescrivaient en suspension dans de l'eau de laurier-cerise.

Græfe s'était assuré, par de nombreuses expériences, que l'action du calomel n'est pas mécanique. Schlœffer croit, en effet, qu'elle est chimique. Le calomel agirait, après s'être dissout, à la faveur du chlorure de sodium dans les larmes.

Au cours de la kératite interstitielle, on emploie des pommades mercurielles (oxyde jaune, calomel) pour favoriser la résorption des exsudats. En même temps que ce traitement local, il est prescrit un traitement général consistant souvent en iodure de potassium à l'intérieur. L'emploi simultané de ces deux substances, sous cette forme, a été accusé de provoquer des accidents. Ils seraient dus à la présence dans les larmes de l'iodure et du calomel transformé en sublimé qui donnerait naissance à un iodure double de potassium et d'hydragyre caustique.

Je rappellerai à cet égard les expériences de Schlæfke qui ont été la répétition de celles que fit Bellini en 1873 sur les animaux.

En donnant à un lapin 0 gr. 25 d'iodure de potassium, il en décelait la présence dans les larmes, de quelques minutes jusqu'à neuf heures après l'ingestion. Si l'iodure s'élimine par les larmes, il pourrait, y rencontrant le sublimé (transformation du calomel), donner lieu à des accidents.

Roques (1898) croit trouver une relation entre le moment où l'application de la poudre ou de la pommade a été faite et celui de l'élimination de l'iodure. Si, entre la prise de l'iodure alcalin et l'application du calomel, on laisse un intervalle de deux heures, on ne constate aucune réaction. On observe, au contraire, une eschare si cet intervalle est de quatre heures.

J'ai fait des expériences à ce sujet. Jamais, je n'ai été témoin du moindre accident.

Faut-il ajouter, pour mémoire, que de nombreux auteurs,Kramnerer, Furbringer, Alsberg et Otto Becker ont recherché le mercure dans les urines à la suite d'application de calomel sur la conjonctive. Alsberg aurait obtenu la réaction mercurique deux fois sur quinze analyses.

5° Oxydes de mercure. — Des oxydes de mercure, seul le bioxyde de mercure ou oxyde mercurique est usité. C'est lui qui entre dans la composition des pommades de Saint-Yves, de Desault, de Dupuytren, etc.

On en distingue deux variétés : l'oxyde rouge (précipité rouge), l'oxyde jaune (précipité jaune).

L'oxyde rouge est très irritant, aussi donne-t-on généralement la préférence au précipité jaune à l'oxyde jaune en pommade de 1 à 5 p. 100. Beaucoup ont donné à cette pommade le nom de Pagenstecher à cause des indications qu'il a apportées pour son mode de préparation. C'est dire que cette pommade, pour être bien tolérée, doit être préparée dans des conditions bien déterminées. Avant tout, il n'est pas utile de recourir aux titres élevés : la pommade au centième, en général, donne les meilleurs résultats quitte à en augmenter ou diminuer le taux suivant les cas. De plus, le précipité jaune, l'oxyde jaune d'hydrargyre dont se servira le pharmacien, devra être obtenu par la voie humide et lavé à grande eau afin qu'il soit débarrassé de ses impuretés. Pour que son incorporation dans la vaseline se fasse dans de bonnes conditions, il faut, qu'au moment de l'emploi, il conserve son humidité.

L'oxyde jaune sec ne peut donner une préparation homogène.

On prescrira suivant le conseil de Schanz (1878) :

Oxyde jaune d'hydrargyre préparé par voie humide	0 gr. 10 centigr.
Lanoline.	1 »
Eau distillée	1 »
Vaseline.	10 »

Voici la formule de Holth. Cet auteur, craignant la décomposition de l'oxyde sous l'influence de la lumière, recommande de conserver la pommade dans des vases opaques.

Oxyde jaune d'hydrargyre . . .	0,05 à 0,20 centigr.
Eau distillée	4 grammes
Lanoline. . . . . }	ââ 3 »
Paraffine. . . . . }	

On peut encore prescrire :

Oxyde jaune d'hydrargyre préparé par voie humide	0,05 centigr.
Vaseline neutre.	5 grammes.

L'impétigo des paupières avec productions croûteuses profondes, la blépharite marginale, la blépharo-adénite, la conjonctivite trachomateuse, la conjonctivite et la kératite phlycténulaire, en dehors des phénomènes irritatifs, sont très rapidement améliorés et même guéris par les applications quotidiennes de la pommade jaune.

Les néphélions et les chalazions en sont assez souvent favorablement influencés et la cicatrisation de certaines plaies, surtout celles consécutives à des furoncles, en est avantageusement activée.

6° Hermophényl. — On a récemment proposé (Bérard, Rollet, Popolani) un nouveau composé mercurique organo-métallique, l'hermophényl. Dénué de propriétés irritantes, caustiques, il a été préconisé en solutions à différentes concentrations de 1/200e à 15 p.100 comme traitement préventif de l'ophtalmie des nouveau-nés et contre les granulations conjonctivales.

Acide borique. — Warlomont a dit, il y a bien longtemps, que « *le borax lui avait rendu plus de services à lui tout seul dans les affections externes de l'œil que tous les autres médicaments réunis* ». Pour être exagérée, cette assertion peut avoir une certaine part de vérité lorsqu'on songe au mal que peut causer l'emploi intempestif des antiseptiques irritants, des caustiques et des astringents. S'il ne possède pas de propriétés bactéricides puissantes à l'égal d'autres antiseptiques, l'acide borique a l'avantage d'être doux, je dirai même inoffensif, bien qu'on ait noté quelquefois une légère intolérance des tissus à son endroit.

On sait le parti que les oculistes ont tiré de son emploi. Son usage aujourd'hui est extrêmement étendu. Les profanes lui attribuent les vertus les plus mirifiques. Il n'est pas de circonstances où ils n'aient recours à lui.

En solution de 3 à 4 p. 100, il est prescrit en lotion fort utilement comme adjuvant dans le traitement de l'érythème, de l'eczéma et des plaies des paupières, des conjonctivites, des blépharites, des kératites, etc.

On l'incorpore dans la vaseline pour avoir une pommade antiseptique, associé ou non avec le chlorhydrate de cocaïne et l'oxyde de zinc. On l'emploie aussi, en poudre fine contre la conjonctivite purulente (Fergusson), la kératite phlycténulaire (Galezowski) et surtout contre la conjonctivite granuleuse (Costomiris, Vignes). Un mot sur cette dernière application qu'on ne saurait trop recommander.

Après avoir ectropionné, retourné la paupière supérieure, on fait tomber sur la surface conjonctivale hérissée de granulations sans sécrétions, une pincée d'acide borique finement pulvérisé. Avec la pulpe de l'index ou du pouce, on pratique un massage qui n'est pas bien douloureux surtout si l'on a eu le soin d'instiller, au préalable, quelques gouttes d'un collyre à la cocaïne. Cette friction, ce massage direct à l'acide borique porphyrisé peut être répété tous les jours et doit être suivi d'un lavage soigneux du cul-de-sac conjonctival. Ses effets peuvent être remarquables : les granulations s'affaissent, le pannus se dissipe.

Iodoforme. — Je n'ai pas à insister sur la discussion ni sur les expériences de Heyn, de Neisser, de Bouchard et d'autres, concernant le pouvoir antiseptique de l'iodoforme. Il est incontestable qu'il rend les plus grands services appliqué en poudre, ou en pommade.

Avec la poudre d'iodoforme on saupoudre, après un lavage antiseptique, les plaies accidentelles ou opératoires, quelquefois les lignes de suture. La gaze iodoformée sert à combler les cavités soit comme drainage, soit comme hémostatique ou pour assurer la cicatrisation régulière et parfaite d'une cavité et éviter la formation de fistule dans les cas, par exemple, de destruction du sac lacrymal au thermo-cautère.

L'application de l'iodoforme en pommade est fort utile contre les lésions cornéennes : les traumatismes de la cornée, les ulcères asthéniques, serpigineux et profonds de cette membrane avec infiltration purulente et la kératite phlycténulaire.

En dehors de quelques cas d'idiosyncrasie (érythème de la peau, conjonctivite) elle est parfaitement tolérée.

On incorpore l'iodoforme à la vaseline dans la proportion de 1 à 5 p.100. Ce sont les titres le plus couramment employés. Mais, pour obtenir des pommades tout à fait homogènes sans grumeaux, il est nécessaire de dissoudre l'iodoforme dans une petite quantité d'éther et de mélanger ensuite la solution éthérée à la vaseline. On fait évaporer l'éther ensuite.

On formule :

Iodoforme dissout dans l'éther.	0 gr. 25 à 0 gr. 50
Vaseline neutre.	10 gr.

Il va sans dire que, suivant les besoins et les indications, on peut y associer le chlorhydrate de cocaïne, le sulfate d'atropine , le salicylate d'ésérine ou d'autres mydriatiques et myotiques dans les proportions admises.

Iodol. — L'odeur pénétrante de l'iodoforme, les érythèmes, les éruptions qu'il détermine ont engagé quelques auteurs à lui substituer un de ses succédanés l'iodol. Sa valeur antiseptique est moindre mais il n'aurait pas les inconvénients de l'iodoforme. Suquet, Glässner, Kazaurow, Trousseau, Browne et d'autres disent le plus grand bien de son usage contre les lésions cornéennes et surtout les blépharites. Le meilleur mode d'emploi serait aussi la pommade de 1 à 5 p. 100.

Bleu de méthylène. — C'est en 1888, après de longues et consciencieuses recherches sur les couleurs d'aniline, que Stilling introduisit le bleu de méthylène dans la thérapeutique oculaire. Puissant sédatif et antiseptique local extrêmement diffusible, dénué de toute action irritante et destructive sur les tissus, il laisse loin derrière lui nombre d'antiseptiques (Eraud et Hugounenq).

Si l'on se rapporte à l'étude vraiment complète de Stilling, on constate qu'il a établi, dès le début, toutes les indications de cet agent précieux qui, suivant l'expression de Meillère, *se fixe de préférence sur les tissus lésés excoriés.* Il n'en est pas moins vrai que les travaux de Tiffany, Petersen, Græffe, Garre, Chibret, Rælots, Panas et Noguès, Darier et ceux plus récents de Courmont et Rollet, Darier, Clavelier et Landreire, Jacqueau, en apportant une contribution importante, nous ont donné de nouvelles indications ou fourni des renseignements utiles sur son mode d'emploi. Ils ont encore fait justice des critiques de Carl et de Brunschweig.

Le bleu de méthylène (tétraméthylthioninchloride) doit être chimiquement pur, débarrassé des sels de zinc et d'arsenic qu'il peut renfermer et qui sont irritants.

Stilling l'a préconisé sous forme de crayon, de poudre, de pommade et de solutions. C'est sous cette dernière forme en instillations et en injections sous-conjonctivales qu'on l'utilise actuellement.

Les solutions toujours neutres peuvent avoir pour titre 1 p. 1.000, 1 p. 500, 1 p. 100 même et doivent être, suivant la recommandation de Stilling, conservées dans des flacons colorés à l'abri de la lumière. Se décomposant vite, elles doivent être aussi renouvelées souvent.

On prescrit le collyre suivant :

Bleu de méthylène 6 B chimiquement pur.	1 centigramme
Eau distillée.	10 grammes.

A instiller 2 à 3 gouttes trois fois par jour.

A chaque instillation, pour éviter l'écoulement du collyre sur les paupières et les joues qui se coloreraient, il suffit de tenir appliqué sur la paupière inférieure, près du bord libre, un tampon d'ouate hydrophile humide.

Sa grande puissance de diffusion assurant l'antisepsie des parties profondes contaminées, fait qu'il trouve son application dans les kératites, les ulcérations graves, les abcès, les plaies de la cornée et, en général, dans tous les traumatismes du globe où il est possible d'instituer un traitement conservateur (Panas). Lors d'abcès graves de la cornée, Jacqueau, après la cautérisation ignée, fait une instillation d'un collyre au bleu de méthylène au 1/1000e qui en amènerait la guérison rapide sans une nouvelle cautérisation.

Rollet préconise les solutions à 1 et 2 p. 1000 en injections sous-conjonctivales. Ces injections ne sont nullement douloureuses et après quelques heures (1 à 5), toute coloration de la conjonctive a disparu. Elles ne laissent pas, comme les injections mercurielles, de cicatrices apparentes.

Bien plus, Rollet et Gourmont ont démontré que les instillations d'un collyre au bleu de méthylène réalisaient, au cours d'une variole, le meilleur moyen prophylactique des complications oculaires graves, sans aucun des inconvénients des composés mercuriels.

On pourrait, à l'instar de Stilling, l'employer en pommade contre les blépharites, et les conjonctivites, la granuleuse en particulier.

Enfin, Darier a retiré les meilleurs effets dans le traitement de l'épithélioma des paupières par des attouchements alternatifs à l'acide chromique et au bleu de méthylène d'abord, au bleu de méthylène seul ensuite.

La solution d'acide chromique est au cinquième. Voici la formule de celle du bleu de méthylène :

Bleu de méthylène chimiquement pur.	1 gramme.
Alcool	} ââ 5 grammes.
Glycérine.	

Darier commence par faire tomber les croûtes au moyen de fomentations chaudes puis cautérise au galvano-cautère, après anesthésie cocaïnique, la surface ulcérée et sa zone périphérique envahissante. Ceci fait, il touche la partie malade avec un tampon trempé dans la solution d'acide chromique ou dans celle du bleu de méthylène alternativement. Il espace ces applications peu à peu et finalement, n'en fait qu'au bleu de méthylène seulement. Dans de nombreuses observations la récidive n'est pas survenue.

Bleu de toluidine. — Ce produit se rapproche au point de vue chimique, du bleu de méthylène. Il a donné à M. Veascy en solution aqueuse à 1 p. 100 de bons résultats dans le traitement des conjonctivites catarrho-purulentes et le diagnostic de siège et d'étendue d'ulcérations cornéennes. Le bleu de toluidine est un antiseptique non irritant et un colorant du tissu malade. Il respecte les parties saines tout comme la fluorescéine qui est employée comme moyen de diagnostic :

Fluorescéine.	2 grammes
Carbonate de soude	3 gr. 50
Eau distillée.	100 grammes

Permanganate de potasse. — Les bons résultats obtenus par cet antiseptique dans le traitement de la blennorrhagie ont incité les ophtalmologistes à l'employer contre l'ophtalmie purulente. C'est ainsi qu'après Stellwag et Terson, Kalt se servit avec avantages du permanganate de potasse, remettant en honneur les *irrigations oculaires* un instant délaissées.

On sait que, suivant la concentration des solutions de permanganate de potasse, cet antiseptique présente des propriétés astringentes ou caustiques.

Kalt emploie et recommande la solution à un gramme de permanganate de potasse pour trois litres d'eau. Elle lui a donné les meilleurs résultats en irrigations à la température de 25°. Ces irrigations de un litre chacune peuvent être répétées trois et quatre fois par jour. Elles ne

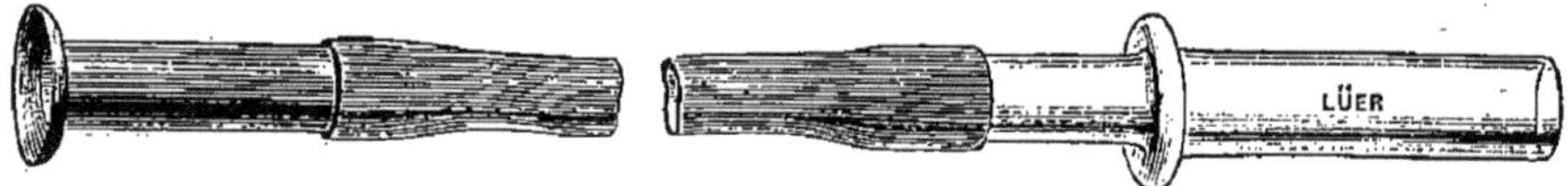

FIG. 10. — Entonnoir-laveur de Kalt.

doivent être pratiquées que par des mains expérimentées. On les fait au moyen d'un tube, *entonnoir-laveur de Kalt* (fig. 10), en verre ou en ébonite dont il existe trois types de dimensions différentes correspondant à l'âge des malades. Cet entonnoir-laveur, comme son nom l'indique, présente une extrémité large, en forme de pavillon, destinée à être placée entre les paupières et une autre, droite, s'adaptant à un tube de caoutchouc qui le relie à un réservoir. Celui-ci peut-être un bock à irrigations vaginales de un à deux litres.

Voici comment on procède. Lorsqu'il s'agit d'un nouveau-né, il reposera par le dos, sur les genoux de la nourrice ou d'un aide assis, en ayant soin de lui tenir la tête plus bas que les pieds. Le bock, contenant la solution antiseptique, sera placé à 25 centimètres au-dessus de la tête, jamais plus haut. Les paupières sont soigneusement lavées. L'entonnoir est d'abord mis sous la paupière inférieure et l'instrument amorcé à ce moment. On introduit, alors, sous la paupière supérieure, l'entonnoir qui est maintenu sur place par le muscle orbiculaire des paupières. Le liquide antiseptique distend les culs-de-sac et baigne ainsi tous les plis et replis de la muqueuse conjonctivale. Il s'échappe sur le côté par la fente palpébrale et se déverse dans une cuvette ou un seau placés à proximité. L'irrigation terminée, on retire le tube en commençant par la paupière supérieure et on essuie les yeux avec du coton hydrophile aseptique.

L'application de l'entonnoir-laveur se fait de la même manière chez l'enfant et l'adulte. L'irrigation se pratique aisément, le malade étant assis, la tête légèrement penchée. Une cuvette réniforme appliquée sur la joue reçoit le liquide à sa sortie des culs-de-sac conjontivaux.

Il est bien entendu que l'entonnoir-laveur doit être stérilisé chaque fois qu'il aura servi et pour chaque œil. Pas n'est besoin d'ajouter qu'il faut toujours protéger l'œil sain dans la crainte d'une contamination possible d'un œil à l'autre.

La douche au permanganate de potasse est indiquée dans l'ophtalmie purulente et la conjonctivite granuleuse avec pannus, sans préjudice de la cautérisation au nitrate d'argent qui pourra être faite dans le premier cas, si besoin est.

Kalt prescrit :

Permanganate de potasse	20 grammes
Eau distillée.	300 »

Une cuillerée à café de cette liqueur dans un litre d'eau donne une solution étendue à 1 p. 3.000.

Monol. — On a accusé le permanganate de potasse d'être toxique, caustique et de n'avoir qu'une puissance antiseptique relative. C'est la raison pour laquelle on a tenté de lui substituer le *monol* ou *permanganate de chaux*. Celui-ci, dénué de ces inconvénients, jouirait d'une action antiseptique plus marquée.

Eau oxygénée. — L'eau oxygénée, par ses propriétés microbicides et son action catalytique, mérite une place dans ce chapitre. Paul Bert, Reynard, Chamberland et d'autres ont étudié sa puissance antiseptique ; Thénard Honsell, Schmidt, etc., ses effets sur les tissus et les liquides organiques. Landolt, dans un très intéressant article, nous a fait connaître, il y a plus de vingt ans, comment elle se comporte vis-à-vis des membranes de l'œil et les services qu'elle était susceptible de rendre en ophtalmologie. Tout récemment, Lucas-Championnière a, de nouveau, appelé l'attention sur ses applications en chirurgie générale.

L'eau oxygénée pharmaceutique contient à l'état de saturation 10 à 12 volumes d'oxygène. Elle offre une réaction acide due soit à l'acide chlorhydique soit, ce qui aurait moins d'inconvénients, à l'acide sulfurique. La présence de l'acide, en petite quantité, rend plus facile sa conservation. S'altérant très rapidement à la lumière et sous l'influence des poussières, l'eau oxygénée doit être souvent renouvelée et conservée dans des flacons bien bouchés.

Elle jouit d'une action destructive à l'égard du pus (Stöhr, Pane) et ses effets catalytiques sur le sang expliquent la propriété hémostatique prononcée qu'elle possède vis-à-vis des capillaires et des vaisseaux fins (Touchard).

Si l'on soumet à son action une cornée fraîche, cette membrane se trouble. Le parenchyme est attaqué rapidement. L'épithélium et l'endothélium, tout en étant détruits par places, résistent assez longtemps.

Quelques gouttes d'eau oxygénée projetées sur la conjonctive, donnent naissance à une mousse fine produite par les bulles d'oxygène qui se dégagent. Elles déterminent une sensation négligeable de picotement, de cuisson légère. A la suite d'une injection sous-conjonctivale d'eau oxygénée diluée, on voit se former du chémosis blanc laiteux et mousseux et aussi, un léger trouble du secteur correspondant de la cornée. L'iris est hyperémié. Ces phénomènes vont en s'accentuant. Ils s'amendent puis ils disparaissent dans les vingt-quatre heures. Ils sont bien plus accusés et plus durables si l'on se sert d'une eau oxygénée moins diluée. La cornée elle-même est atteinte. Les fines bulles gazeuses sous la conjonctive gagnent les couches les plus superficielles de la cornée et envahissent même la chambre antérieure par l'angle irido-cornéen. Des troubles généraux graves peuvent également être observés (Hans, Huss).

L'eau oxygénée sera d'un grand secours pour le lavage des plaies et l'ouverture d'un pansement souillé et agglutiné par le sang.

On sait que Ferrara l'a proposée, en injections sous-conjonctivales, contre la kératite parenchymateuse et Golovine contre les ulcères de la cornée. Golovine, en se servant de l'eau oxygénée diluée à 10, 15 p. 100 a pu empêcher l'infiltration purulente de la cornée dans l'ulcère simple et, lorsqu'elle existait, amener sa résorption rapide et la guérison. Il avoue, cependant, que son application détermine une légère irritation négligeable lorsqu'on la compare aux résultats obtenus.

De tous les antiseptiques celui qui, entre les mains de Morisot (de Tarbes), a le plus souvent triomphé des dacryocystites chroniques si rebelles, c'est l'eau oxygénée. L'auteur s'assure, par plusieurs séances de cathétérisme, de la perméabilité des voies lacrymales à la sonde de Bowman n° 3. Alors, tous les trois jours, au moyen de la seringue d'Anel, il pousse une injection composée d'abord d'un mélange d'eau oxygénée et d'eau bouillie à parties égales, puis d'eau oxygénée aux deux tiers et arrive finalement à l'eau oxygénée pure à 12 volumes.

Les sécrétions se modifient rapidement et tarissent en quelques semaines. Morisot n'a jamais constaté le moindre phénomène d'irritation sauf, cependant, du côté de la conjonctive.

Ajoutons, en terminant, que Ayres de Cincinnati se loue de l'emploi de l'eau oxygénée en lotions dans le traitement des blépharites ciliaires ulcéreuses.

Ichthyol. — L'ichthyol est retiré, par distillation, d'une roche bitumineuse du Tyrol formée de résidus de matières animales décomposées (poissons). C'est un antiseptique, un analgésique et un vaso-constricteur puissant. Ainsi considéré, il peut rendre des services dans la conjonctivite trachomateuse avec pannus (Bialetti), dans les blépharites et l'eczéma des paupières (Pagenstecher). Sur les conseils de Panas, Jacovidès en a fait à l'Hôtel-Dieu une excellente étude d'où il résulte que, si dans le traitement du trachome l'ichthyol ne vaut pas le sulfate de cuivre, il est un précieux auxiliaire dans les cas invétérés avec opacités cornéennes.

Suivant Jacovidès, on peut en faire, chaque jour, une application combinée aux scarifications répétées tous les deux jours. Il prescrit l'ichthyol en pommades et en solutions fortes ou faibles.

1° *Pommade* :	Ichthyol.	2 gr. 50 à 5 grammes.
	Vaseline	100 grammes.
2° *Solution* :	Ichthyol	30 à 50 grammes.
	Eau distillée . . .	70 à 50 »

Je me suis toujours très bien trouvé de l'usage de l'ichthyol, en pommade au centième, dans le traitement des blépharites eczémateuses et pityriasiques.

Acide picrique. — Les résultats que donne l'emploi de l'acide picrique dans les brûlures superficielles et certains eczémas, ont engagé Isidori et Fage à étudier la valeur que cet agent antiseptique, analgésique et kératoplastique, pouvait avoir contre les blépharites eczémateuses et impétigineuses. Suppression des démangeaisons, disparition des sécrétions et des croûtes agglutinant les cils, destruction des microorganismes des orifices glandulaires, cicatrisation des ulcérations, tels sont les effets rapidement obtenus qui ont permis de considérer l'acide picrique comme un bon topique dans les affections précitées.

Fage se sert habituellement de la solution aqueuse à 8 et 10 p.1000. Il a aussi employé un glycérolé picrique et même une solution alcoolique contenant de la gomme laque. Cette dernière doit être appliquée, avec beaucoup de précaution, en évitant de la laisser toucher la conjonctive et la cornée.

Après avoir ramolli et détaché les croûtes par les moyens ordinaires, ou détergé et dégraissé la lèvre ciliaire du bord libre des paupières, on pratique, au moyen d'un pinceau d'ouate, un badigeonnage à la solution aqueuse de 8 ou 10 p. 1000 d'acide picrique. L'application sera faite, les paupières étant légèrement éversées entre le pouce et l'index, pour empêcher les larmes d'entraîner le topique. On laisse sécher un instant puis on reporte une seconde couche qui forme ainsi un revêtement protecteur.

La légère coloration laissée sur les tissus est négligeable. Elle est peu apparente et passagère.

Formol. — Instruit par les expériences de Dubief, Trillat, Strauss, Berlioz et d'autres, sur la puissance antiseptique de la formaldéhyde, Valude l'introduisit en thérapeutique oculaire. Depuis 1893, il emploie, pour l'asepsie préopératoire de l'opération de la cataracte, des instillations d'une solution au millième de formol. En raison de sa propriété irritante, je ne crois pas que beaucoup aient suivi cette voie. Strzeminski se sert de cette même solution contre les blépharites.

Galezowski, utilise avec avantages, contre les ulcères cornéens, la formaline, préparation très pure de la formaldéhyde, en lotions ou pulvérisations et en pommades (1 p. 2000).

Naphtol β. — C'est un excellent antiseptique qui donne, dans le traitement des affections de la conjonctive, de bons résultats. On le prescrit en lotions de 0 gr. 10 à 0 gr. 20 et même à 0 gr. 50 p. 1.000 contre l'ophtalmie purulente des nouveau-nés, les conjonctivites purulentes et granuleuses (Panas, Vignes, Valude). Le naphtol doit être employé avec la plus grande circonspection lorsque la conjonctivite trachomateuse est accompagnée d'ulcérations cornéennes. J'ajoute que, dans le traitement des conjonctivites, il est préférable d'employer les solutions faibles (0 gr. 10 p. 1.000).

Van den Hœve vient d'appeler l'attention sur des lésions rétiniennes, choroïdiennes et cristalliniennes que produirait cet antiseptique, même en applications locales. Les lésions semblent rappeler celles de l'intoxication naphtalinique établies par Panas, Hess, Snellen, etc.

Acide citrique. — Son action antiseptique et hyperémiante l'a fait employer avec succès contre les angines (jus de citron). Par analogie, Fieuzal l'a préconisé contre les ophtalmies pseudo-membraneuses.

On peut pratiquer des attouchements au jus de citron filtré ou avec une solution d'acide citrique à 5 p. 100. Pinard, avant l'adoption de l'aniodol, se servait de cette dernière solution pour le traitement prophylactique de l'ophtalmie purulente des nouveau-nés.

Soufre. — Par la multiplicité des traitements qu'on propose contre certaines affections, on devine combien elles sont tenaces et rebelles. C'est ce qui s'observe, en particulier, pour certaines blépharites qui ne cèdent parfois à aucun des moyens usuellement employés.

Gradle et Terson, s'inspirant de la voie ouverte par Janin (1772), conseillent le soufre dans la blépharite squameuse.

Terson s'est bien trouvé de son usage. Il le prescrit ainsi en pommade :

Soufre précipité	0 gr. 25
Vaseline pure	10 »

Aristol. — Contre la blépharite ulcéreuse, Hense recommande l'aristol en pommade à 5 p.100. Tout en étant aussi efficace, il serait moins irritant que l'oxyde jaune d'hydrargyre.

Perrin en dit le plus grand bien dans le traitement de la kérato-conjonctivite phlycténulaire. Comme il faut ici l'introduire dans le cul-de-sac conjonctival, il est nécessaire de veiller à ce que l'aristol soit très soigneusement porphyrisé.

Résorcine. — Cet antiseptique a été employé en solution à 1 et 3 p. 100 dans la glycérine pour traiter le pannus cornéen (Ficano). Mais, associé dans la vaseline à l'oxyde de zinc, il forme une pommade dont l'application donne de bons résultats lorsqu'il s'agit d'eczéma des paupières et de blépharite squameuse. M. de Lapersonne prescrit :

Oxyde de zinc.	1 gr.
Résorcine.	0 » 10
Vaseline	10 »

Teinture d'iode. — Préconisée, en 1847, par Rivaud-Landrau comme traitement des ulcères cornéens à hypopyon, la teinture d'iode constitue pour beaucoup d'auteurs, encore, le meilleur topique. Après cocaïnisation, on touche l'ulcère cornéen au moyen d'un petit morceau d'ouate enroulé à l'extrémité d'un stylet. Ces attouchements seront pratiqués très soigneusement pour éviter la diffusion de l'antiseptique qui est caustique. On aura toujours soin de les faire suivre d'un grand lavage à l'eau boriquée. Certains, avant de porter la teinture d'iode sur la surface ulcérée, préfèrent la modifier par un grattage exécuté avec une curette appropriée.

On a combattu les granulations avec la teinture d'iode et Bedoin s'en est servi en pulvérisations contre la conjonctivite pustuleuse. Mais il l'associait à une solution d'iodure de potassium. Est-il besoin d'ajouter que ces pulvérisations exposent à des réactions locales intenses justifiant leur abandon.

De petits chalazions non enflammés peuvent se résoudre sous l'action de la teinture d'iode appliquée sur la peau fine de la paupière où siège la tumeur. En y ajoutant un peu d'iodure de potassium et quelques gouttes de glycérine,on évite l'écaillement rapide de la peau(Panas).

Avec la solution suivante et à l'aide d'un petit stylet, on fait chaque jour une application :

Teinture d'iode fraîchement préparée. .	5 grammes
Iodure de potassium	0, 50 centigrammes
Glycérine neutre	XX gouttes

Voilà les antiseptiques les plus usités dans la pratique ophtalmologique. D'autres certes, et en grand nombre, ont été proposés et sont peut-être encore employés ; il me suffira seulement de mentionner, parmi eux, les sels de quinine, le camphre, la créoline, la créosote, le menthol, le chlorure de chaux, l'eau chlorée, l'aseptol, l'airol, le xéroforme, etc.

§ 2. — **Emollients.**

Les anciens et nos prédécesseurs immédiats faisaient un usage fréquent de préparations végétales parmi lesquelles il faut citer les infusions et les hydrolats, tels que l'eau de roses, de laurier-cerise, de laitue, de tilleul, de lavande, de sureau.

Delioux de Savignac divisait ces hydrolats en *aromatiques* et *inodores*. Malgré cette classification artificielle, il faisait, cependant, observer que la majorité des hydrolats aromatiques ne devait pas être considérée comme de simples véhicules, mais semblait avoir une action propre réelle. Il est intéressant de la signaler car à son époque (1872) on ignorait encore l'action antiseptique plus ou moins accentuée des essences.

On doit ajouter, à cette série, les émollients par excellence, c'est-à-dire les mucilagineux: la farine de graines de lin et la fécule de pomme de terre. Je n'insisterai pas ici sur ces agents dont j'aurai l'occasion de parler plus loin. Il est utile, néanmoins, de rappeler que les décoctions ou les infusions aromatiques constituent une ressource précieuse en pratique courante dans les hyperémies de la conjonctive et des paupières.

§ 3. — Astringents.

Les astringents font partie, comme les caustiques, de la classe des modificateurs des tissus. Ils sont d'un grand secours en thérapeutique oculaire par la vasoconstriction, la diminution des sécrétions morbides et même les phénomènes d'irritation qu'ils déterminent.

Sulfate de zinc. — Le sulfate de zinc est le plus employé. En solution étendue, il possède des propriétés franchement astringentes. Mais est-il appliqué en solution concentrée, il devient caustique.

Les solutions sont utilisées sous différentes formes : compresses, lotions et collyres.

En compresses, on prescrira avec M. de Lapersonne :

Sulfate de zinc.	1 gramme
Eau distillée.	100 »

En lotions, on formulera :

Sulfate de zinc.	1 gramme
Eau distillée.	500 »

En collyre, on pourra donner :

Sulfate de zinc	0,05 à 0,10 centigrammes
Eau distillée	10 grammes

Souvent, pour diminuer la cuisson plus ou moins vive qu'il produit, il sera associé au chlorhydrate de cocaïne.

Sulfate de zinc	0,10 centigrammes
Chlorhydrate de cocaïne.	0,10 —
Eau distillée	10 grammes

Il est, cependant, préférable d'ordonner séparément, comme le conseille notre maître M. de Lapersonne, un collyre à la cocaïne et d'en instiller deux à trois gouttes cinq minutes avant l'application du collyre au sulfate de zinc.

Ceux qui craignent la desquamation de l'épithélium de la cornée par la cocaïne ouvrant ainsi une porte d'entrée à l'infection, peuvent la remplacer par l'eau de laurier-cerise, le laudanum, la teinture thébaïque dont les propriétés sédatives sont connues.

Sulfate de zinc	0,10 centigrammes
Eau de laurier-cerise	0,50 »
Eau distillée	10 grammes

Sulfate de zinc	0,10 centigrammes
Laudanum de Sydenham	V gouttes
Eau distillée	10 grammes

Sulfate de zinc	0,10 centigrammes
Teinture thébaïque	V gouttes
Eau distillée	10 grammes

Il y a longtemps que le laudanum pur ou étendu d'eau a été beaucoup préconisé par Stœber en particulier, dans les phlegmasies de la conjonctive et il est permis de se demander qu'elle est, dans ce cas, son action précise.

Le blépharite ciliaire simple, la conjonctivite simple sont justiciables du sulfate de zinc sous forme de compresses plusieurs fois renouvelées, de lotions répétées deux à trois fois par jour ou de collyres dont on instille deux ou trois gouttes le matin.

Dans le traitement de la conjonctivite catarrhale ou purulente, les instillations d'un collyre astringent ne conviendront qu'après le stade d'acuité au moment où les sécrétions ont diminué. Elles en hâtent, alors, la guérison.

Des conjonctivites chroniques rebelles à tout traitement ne sont pas rares. Le sulfate de zinc, en collyre concentré et associé au chlorhydrate d'ammoniaque, parvient à triompher de l'affection. Souvent, le collyre de Horst m'a rendu les plus grands services.

Voici la formule :

Sulfate de zinc	2 gr.
Chlorhydrate d'ammoniaque . . .	0 » 75
Camphre	10 »
Eau distillée	100 »

Oxyde de zinc. — Ce sel de zinc est très utile en thérapeutique oculaire. Incorporé à la vaseline, au cold cream seul ou associé, suivant les cas, à l'acide borique à l'ichthyol, à la résorcine, il donne de bons résultats comme traitement des blépharites ciliaires eczémateuses et impétigineuses.

Oxyde de zinc.	0 gr. 50
Acide borique.	0 » 30
Vaseline neutre.	10 »

Sulfate de cadmium. — Plus énergique que le sulfate de zinc serait le sulfate de cadmium, d'après Rosembaum et d'autres. A côté de ses vertus astringentes, Fronmüller et Michel lui reconnaissent la propriété d'éclaircir les taies de la cornée. Michel recommande les attouchements du centre de la cornée avec un mucilage qu'il prescrit ainsi :

Sulfate de cadmium	0 gr. 05 à 0 gr. 15.
Mucilage liquide de gomme. . .	10 »

En collyre, le sulfate de cadmium est employé, au même titre que le sulfate de zinc.

Sulfate de cadmium	0 gr. 10 à 0 gr. 40
Eau distillée.	30 »

Alun. — Un autre astringent, autrefois très employé et connu sous le nom de *melinium*, est l'alun. Son usage est plus limité aujourd'hui. On se sert surtout du cristal d'alun bien poli avec lequel on touche la conjonctive lors de conjonctivite folliculaire ou au déclin de la conjonctivite catarrhale. Dans ce dernier cas, un collyre aluné au centième peut être aussi conseillé.

Sous-acétate de plomb.— La pharmacopée des anciens utilisait beaucoup les composés du plomb. La litharge, le minium (oxydes de plomb), le blanc de plomb (carbonate), le plomb brûlé (sulfure), sont souvent mentionnés par Celse qui a laissé, des topiques oculaires, les formules les plus célèbres de son temps.

Le seul sel plombique ayant conservé quelque faveur est le sous-acétate de plomb liquide (extrait de Saturne). Il est employé sous forme d'eau blanche en compresses surtout, pour activer l'absorption du sang dans l'hématome spontané ou traumatique des paupières et l'ecchymose sous-conjonctivale.

Extrait de Saturne . . . . 10 grammes.
5 à 10 gouttes dans un verre d'eau tiède.

Le sous-acétate de plomb en collyre que l'on peut formuler comme suit :

Extrait de Saturne. . . . . X à XX gouttes
Eau distillée. . . . . 10 grammes

doit être employé, avec beaucoup de circonspection, contre les conjonctivites. On sait qu'en cas de lésions cornéennes, le chlorure de plomb qui se forme, laisse sur la cornée des lésions indélébiles pouvant entraîner un abaissement considérable de la vision.

Tannin. — Tarir les sécrétions morbides, cicatriser rapidement les ulcères cornéens et cela, sans aucune réaction ni effets caustiques, telles sont les propriétés que Cavara, Warren, Hairion, Grandval, etc., attribuaient à cet astringent végétal puissant. Ces auteurs l'ont beaucoup employé en pommade dans un mucilage épais et, en collyre, contre la conjonctivite granuleuse et le pannus cornéen. Desmarres le préconisait au centième.

Les infusions ou décoctions de fleurs de bluet, de thé vert ou noir sont redevables de leurs propriétés au tannin que renferment ces substances. Peut-être, cependant, le thé vert doit-il sa couleur et son action à des falsifications empiriques qui lui donnent un effet thérapeutique artificiel (Artault).

Chlorure de sodium. — Dans certains cas moins rares qu'on ne le pense, l'intolérance de la conjonctive à l'égard des antiseptiques et des astringents peut être désespérante. Le chlorure de sodium en solution ou l'eau de mer rendent alors de très réels services. Tavignot, Moraes, Deval, etc. y ont eu recours avec avantage dans le traitement des conjonctivites. On peut employer, sous forme de lotions, l'eau de mer coupée avec de l'eau de rose et aussi des solutions de chlorure de sodium de différentes concentrations, depuis une petite pincée jusqu'à 2, 3, 4 et 5 grammes pour 1.000.

L'action qui a été attribuée au sel marin sur les ulcères de la cornée est à étudier.

§ 4. — Caustiques.

Les caustiques, plus irritants que les astringents, détruisent les tissus par action chimique. Ils possèdent, en outre, des propriétés bactéricides manifestes.

Les sels d'argent, le sulfate de cuivre, le chlorure de zinc, l'acide lactique et le chlorate de potasse sont les plus employés.

Nitrate d'argent. — Nous devons à Saint-Yves la première indication du traitement des conjonctivites par le nitrate d'argent, bien que son usage se soit généralisé au siècle dernier seulement. Græfe, en 1826, s'en servait sous forme de collyre dans le traitement de l'ophtalmie purulente ; Guthrie l'employait incorporé dans l'axonge avec le sous-acétate de plomb. C'était l'*Unguentum ophtamicum magicum.* Velpeau (1830) et Lawrence (1832) recommandent le nitrate d'argent et Desmarres en 1842 fait un remarquable travail sur une nouvelle méthode d'application de cet agent dans quelques ophtalmies. Scarpa touchait les ulcérations profondes de la cornée avec le crayon de nitrate d'argent et les superficielles à l'aide d'un pinceau trempé dans une solution de nitrate d'argent à 0 gr. 50 p. 100 environ. Busch et Dubois lui associent quelques gouttes de laudanum pour en atténuer les effets désagréables.

Le titre des collyres variait suivant les auteurs. Il n'était pas en général très élevé. Berger et Hairion ne voyaient aucun inconvénient à l'usage de solutions plutôt fortes, tandis que Cunier et Rognetta étaient partisans des solutions faibles, 0 gr. 50 p. 100.

Le nitrate d'argent, porté sur la muqueuse conjonctivale, produit un coagulum blanchâtre dû à la coagulation de l'albumine et à la formation du chlorure d'argent. Si la solution est concentrée, il survient une douleur vive et apparaît une eschare superficielle limitée au point touché. Cette eschare isole la couche sous-jacente de la muqueuse. La vascularisation de la région est modifiée ; il existe une vaso-constriction intense suivant Rosenstein et Rossbach.

Sur une muqueuse conjonctivale malade, hyperémiée, secrétante, immédiatement après l'application du caustique, il se produit, au contraire, une exacerbation des phénomènes congestifs : la rougeur s'accroît, l'irritation est intense, il y a du larmoiement et le sujet se plaint d'une sensation de chaleur et de douleur quelquefois. Cette irritation prend un caractère gravatif. Elle augmente jusqu'au moment de la production de l'eschare. Celle-ci se détache, entraînant toute la surface muqueuse et, avec elle, les mucosités, les sécrétions et les microbes. Alors survient le calme.

Aux phénomènes qui se sont déroulés sous l'influence du nitrate d'argent, on peut distinguer deux phases : 1° formation de l'eschare correspondant au stade d'exacerbation des symptômes réactionnels ; 2° chute de l'eschare qui serait concomitante avec le stade dit de rémission (Arlt, Fuchs).

A côté de cette action caustique d'ordre chimique, le nitrate d'argent possède un pouvoir bactéricide qui est surtout spécifique pour le gonocoque de Neisser. Des recherches effectuées dans le laboratoire de cet auteur, il résulte que l'action la plus énergique contre le gonocoque appartient aux sels d'argent qui, employés méthodiquement en thérapeutique, donnent les meilleurs résultats.

On sait que le gonocoque est un parasite des muqueuses. Parmi les plus sensibles à son influence, se trouve la conjonctive dont les couches superficielles de l'épithélium se laissent facilement envahir par lui. Dès lors, il est aisé de comprendre que les phénomènes qui se passent sur cette muqueuse sous l'action du caustique, soient éminemment favorables à sa destruction. D'où la grande ressource que fournit, à la thérapeutique, le nitrate d'argent dans le traitement des conjonctivites purulentes, de l'ophtalmie blennorragique des nouveau-nés ou de l'adulte. Ici, on sait qu'il faut agir rapidement et énergiquement, si l'on ne veut pas s'exposer à voir apparaître les complications les plus redoutables.

Le nitrate d'argent détruit sur place les germes infectieux et c'est ainsi que le processus morbide retrocède assez rapidement. Velpeau avait pu dire en 1843 que *les conjonctivites, qu'elles soient simples ou purulentes, guérissent le plus souvent avec la plus étonnante rapidité par l'usage des collyres au nitrate d'argent.* Quinze ans plus tard, Arlt dans un mémoire (1858) met en garde contre les abus, l'usage intempestif et l'emploi, par des mains inexpérimentées, de ce merveilleux agent. Il est héroïque mais il faut qu'il soit judicieusement manié.

Les conjonctivites catarrhales purulentes, les conjonctivites blennorragiques de l'adulte ou du nouveau-né, les conjonctivites granuleuses avec sécrétion purulente sont justiciables du nitrate d'argent, à 1 ou 2 p. 100 en applications larges, qu'on fait soi-même comme nous le dirons plus loin.

Le crayon mitigé sera employé contre les blépharites ulcéreuses.

L'usage prolongé des solutions argentiques, même faibles, donne à la conjonctive une coloration ardoisée indélébile, à laquelle on a donné le nom d'*Argyrose*. Cet accident est assez gênant pour avoir suggéré à quelques médecins l'idée de chercher un procédé prophylactique. Streatfield, dès 1858, s'est servi de solutions d'iodure de potassium ou d'hyposulfite de soude, sans résultats. Cependant, Dixon dit avoir obtenu une amélioration dans un cas. Cette argyrose peut entraîner, comme l'a montré Knies de Zurich, une imprégation et une altération de l'épithélium de la conjonctive, surtout accusée au niveau de la caroncule et des culs-de-sac. Il existe en même temps une coloration de l'épisclère.

Tels sont à la fois les indications et les inconvénients légers du nitrate d'argent. Son application demande quelques précautions et un tour de main sur lesquels il est peut-être utile d'insister.

C'est surtout dans les ophtalmies graves qu'est nécessaire cette connaissance.

Il est indispensable, avant tout, de bien nettoyer la région palpébrale et ciliaire avec des tampons d'ouate hydrophile imprégnés d'une solution antiseptique et de débarrasser soigneusement de tous produits de sécrétions les culs-de-sac conjonctivaux jusque dans leurs replis les plus profonds. Il n'est pas inutile de rappeler que l'opérateur doit éviter, dans son intérêt personnel, les éclaboussures possibles de produits infectieux. Ces précautions préliminaires prises, on retourne complètement les paupières qu'on maintient tendues de la main gauche ; puis, avec un tampon de ouate hydrophile trempé dans une solution à 1/100e ou 1/50e de nitrate d'argent, on badigeonne toute la surface de la muqueuse. On fait une irrigation rapide d'eau bouillie ou d'une solution de chlorure de sodium s'il est besoin de neutraliser l'excès de nitrate d'argent.

Pour les enfants le même procédé opératoire est applicable. Il sera nécessaire, toutefois, de faire tenir solidement l'enfant par un aide. L'opérateur lui maintiendra la tête entre les genoux.

Rappelons les excellents résultats obtenus par la méthode de Crédé dans le traitement et surtout la prophylaxie de l'ophtalmie purulente des nouveau-nés par l'instillation, dès la naissance, de quelques gouttes de collyre au nitrate d'argent en solution faible.

Succédanés du nitrate d'argent. — Le nitrate d'argent a régné d'une façon incontestée dans la thérapeutique oculaire pendant de longues années.

Ces derniers temps, les progrès de la chimie ont fait naître des corps nouveaux qui ont essayé de le détrôner.

A ces produits destinés à le supplanter mais qui à leur

tour sont remplacés par d'autres, on attribue, comme avantages, une action plus puissante en ce qu'elle serait plus profonde, une innocuité plus grande et une indolence à peu près complète dans leur application. Il faut bien dire que l'usage du nitrate d'argent est douloureux et que mal manié, il peut entraîner des accidents sérieux. Mais, malgré cela, il reste le médicament de choix et dans les cas graves, les ophtalmies purulentes notamment, *c'est à lui que l'on a et que l'on doit avoir recours.*

Protargol. — Parmi les nombreux succédanés, le protargol, rival bruyant, présente quelques indications. Aussi, et sous la réserve qu'il ne peut pas remplacer le nitrate d'argent, il est juste de le considérer comme un médicament utile.

Le protargol est une combinaison de l'argent avec une substance protéique. Sa teneur en argent varie d'après les auteurs entre 8 et 8,3 p. 100. Il est très soluble dans l'eau. Ses solutions d'un brun foncé doivent être fraîchement préparées à froid et conservées dans des flacons jaunes ou bleus. La lumière et la chaleur produisent l'oxydation du corps protéique qu'il contient. Cette oxydation peut déterminer de l'irritation sur les tissus (Goldmann).

Doué, pour Neisser et d'autres, de propriétés bactéricides plus puissantes que celles du nitrate d'argent, le protargol pénètre profondément les tissus avec lesquels il est mis en contact, grâce à ses propriétés chimiques. Il ne précipite pas en présence de l'albumine ni avec le chlorure de sodium. Employé par Neisser contre les uréthrites, il a été proposé par Bessano et Darier dans le traitement des conjonctivites sécrétantes et de l'ophtalmie purulente à la place du nitrate d'argent. Darier le recommande là où le nitrate d'argent est indiqué, en affirmant que ses effets sont plus accentués et plus rapides et qu'on n'a pas à redouter les inconvénients attribués à celui-ci. Puis, entre autres auteurs, c'est Praun de Hambourg, c'est Emmert, Moinson, Lainey, Engelmann, Girard, Hartridge qui étudient comparativement l'action de ces deux médicaments. Les effets rapides et bienfaisants du protargol sont vantés dans les conjonctivites catarrhales, les conjonctivites purulentes. Ils sont souverains contre la conjonctivite folliculaire, le catarrhe printanier et la dacryocystite. Enfin, le protargol réalise le meilleur, le plus sûr et le plus inoffensif traitement prophylactique de l'ophtalmie purulente des nouveau-nés. Son application est indolore, non irritante et, plusieurs fois répétée, elle ne donnerait pas lieu à l'argyrose.

Avec de nombreux auteurs (Terrien, Valude), je dois dire que si le protargol m'a donné les meilleurs résultats dans les conjonctivites légères et surtout les dacryocystites, il est toujours et invariablement demeuré inférieur au *vieux* nitrate d'argent dans les conjonctivites catarrho-purulentes.

Dubarry, Snéguireff et d'autres ont rapporté les insuccès du protargol dans l'ophtalmie blennorragique grave de l'adulte et l'ophtalmie purulente des nouveau-nés. Et son application, pour être moins douloureuse, n'en détermine pas moins de l'irritation (Piotrowski, Krœmer). Lorsque son usage est prolongé, il n'est pas rare de constater l'argyrose (Scrini, Denig).

On emploie le protargol en poudre, en solutions et en pommades.

La poudre est appliquée sur la conjonctive tarsienne ou insufflée entre les paupières. Max Scheuer propose de mélanger une partie de protargol pour 10 à 20 parties de sucre de lait. Ce dernier aurait l'avantage d'atténuer l'irritation produite par le caustique.

Les solutions sont utilisées en collyres, en lotions ou injections dans les voies lacrymales. On prescrit :

Protargol.	0 gr. 25 à 0 gr. 50
Eau distillée	10 grammes

à instiller deux gouttes de ce collyre dans les conjonctivites bénignes. Contre les blépharites, Darier applique le protargol au moyen d'un pinceau trempé dans la solution suivante :

Protargol.	5 grammes
Eau distillée	10 »

Il recommande de frotter énergiquement les paupières de façon à ce que la solution imbibe bien la racine des cils.

Les dacryocystites, les blennorrhées du sac se trouvent très rapidement améliorées par une injection quotidienne faite avec des solutions légères.

Antonelli se sert de sondes en gélatine avec protargol

du calibre des sondes de Bowmann n° 3, n° 4 dans le traitement des dacryocystites chroniques.

Avec Moinson, on peut se servir de pommades pour graisser le bord des paupières.

Protargol.	1 gramme
Vaseline	5 grammes
Lanoline	5 »

Il ne faut jamais associer le protargol au sulfate de zinc. La solution se décolore en formant un précipité abondant.

Il serait trop long et trop fastidieux de passer en revue tous les autres sels d'argent, l'actol ou lactate d'argent (Hoor), la largine (Stephenson), le sulfophénate d'argent (Zanardi), l'iodure d'argent, etc., dont on a étudié récemment la valeur thérapeutique (Credé).

Qu'il me suffise de dire que l'avis de Ménadovic est favorable à l'*Itrol* ou citrate d'argent pour le trachome. Son emploi, cependant, ne serait pas sans faire courir des dangers à la cornée (Darier). De plus, on avait cru (Schæffer) que l'*Argentamine* possédait une action bactéricide se faisant sentir profondément.

En vertu de cette propriété, elle agirait plus efficacement. Malgré cette puissance d'action pénétrante, l'argentamine, elle aussi, n'a pu porter ombrage à la prépondérance du nitrate d'argent sur tous ses rivaux.

Sulfate de cuivre. — Le sulfate de cuivre pur ou associé au nitrate de potasse, à l'alun et au camphre (pierre divine), au sulfate de zinc, au safran et au camphre (eau d'Alibour, etc.) est très anciennement vanté contre les maladies des yeux.

« *Ne craignez pas le cuivre, le cuivre est l'ami de l'œil.....* »,a écrit Debreyne. En effet, bien que son application soit douloureuse, ce caustique, employé avec persévérance pendant des mois, peut guérir les conjonctivites granuleuses prises au début. On se sert du cristal de sulfate de cuivre poli ou d'un glycérolé au dixième.

Après avoir retourné la paupière supérieure, on promène sur toute la surface conjonctivale le cristal ou bien on touche la conjonctive, avec un pinceau trempé dans le glycérolé. La même opération est pratiquée sur la paupière inférieure. Dans le but de calmer la douleur vive avec irritation qui peut aller jusqu'à déterminer un œdème des paupières, on recommande l'application de compresses fraîches évaporantes. Les instillations de collyres au chlorhydrate de cocaïne, avant la cautérisation, ne la suppriment pas entièrement. Dans certains cas, le sulfate de cuivre est très mal toléré, aussi ne faut-il pas s'obstiner à son usage. Pour remédier à cet inconvénient de l'emploi du sulfate de cuivre, Ginestous et Llaguet ont imaginé d'associer au caustique deux analgésiques l'un à action prompte, rapide, l'holocaïne ; l'autre à effet lent et persistant, l'orthoforme.

Les crayons de 5 centimètres de longueur renfermant 50 p.100 de sulfate de cuivre leur ont donné et donnent les meilleurs résultats (Bourdeaux). La cautérisation se fait très bien et les malades ne se plaignent guère.. Voici la formule :

Sulfate de cuivre	1 gr.
Orthoforme.	0 » 50
Chlorhydrate d'holocaïne.	0 » 50
Gomme adragante.	0 » 50.
Eau distillée	Q S.

N'oublions pas de rappeler que la pierre divine longtemps employée et faisant la réputation de certaines eaux merveilleuses, chères aux profanes, est extrêmement utile pour les conjonctivites bénignes.

Cuprol. — Découvert par Schwickeroth, le cuprol est une combinaison de cuivre et d'acide nucléinique. Son application sur les tissus serait indolore et ne serait suivie d'aucune réaction. On l'utilise en poudre à l'aide d'un pinceau ou en solution à 10 p. 100 à laquelle on ajoute 1/2 p.100 de chlorétone pour assurer sa conservation. Il a été employé dans le traitement du trachome (Snell) et de la conjonctivite phlycténulaire (Sicherer).

Chlorate de potasse. — Dès 1863, Bergeron avait publié des observations concluantes sur l'action du chlorate de potasse contre les cancroïdes. La facilité d'application, l'absence de douleurs, la possibilité de le porter en tous les points, son action caustique régulière et égale, transformant les tissus morbides en tissus de réparation sans rétraction, font ressortir les avantages de ce traitement en ophtalmologie, surtout contre les épithéliomas des paupières. On fait usage de solutions saturées ou de la poudre.

Chlorate de soude. — Les admirables résultats obtenus par Brissaud dans les affections cancéreuses par le chlorate de soude à haute dose, permettent de le considérer comme un succédané utile du chlorate de potasse.

Chlorure de zinc. — Ce produit, depuis si longtemps vanté et qu'on a malheureusement employé dans de nombreuses conjonctivites ne paraît guère avoir donné jusqu'aujourd'hui d'autres résultats qu'une exagération manifeste des symptômes inflammatoires. Mais, dans les sinusites, après l'empyème et quand il s'agit de tarir des suppurations persistantes, on utilisera avec avantages des attouchements de chlorure de zinc en solution au dixième. On devra veiller à n'en faire qu'une application très localisée sur les lésions afin d'éviter l'action caustique sur les tissus voisins par diffusion.

Acide lactique. — Il eût été surprenant, qu'après les succès attribués à l'aide lactique, dans de nombreux cas de catarrhe des muqueuses et même dans la laryngite tuberculeuse, on n'ait pas songé à l'utiliser contre les ulcérations cornéennes (5 p. 100) et les dacryocystites.

§ 5. — Médication substitutive.

A une époque rapprochée encore, on attribuait dans la guérison des ophtalmies une action *substitutive*. Etant donné une affection dont on connaît le cours, on tentait de modifier son évolution en lui substituant une irritation médicamenteuse d'intensité et de durée moindres. Les idées touchant la pharmacodynamie ont changé et actuellement, il n'est pas exagéré de dire qu'on ne croit plus à cette action substitutive. Néanmoins, il reste un médicament, le *Jequirity*, dont l'action pourrait être rangée sous cette étiquette avec cette réserve que, par substitution, on entend un ensemble de phénomènes circulatoires chimiotaxiques et cellulaires modifiant le terrain et le processus inflammatoire.

Jequirity. — Un cas fortuit avait démontré que l'éclosion d'une blennorragie sur un œil affecté de pannus ancien, loin d'entraîner des conséquences funestes, avait amené l'éclaircissement de la cornée. On fit quelques inoculations mais avec des résultats divers. Il faut ajouter que cette pratique était dangereuse pour le second œil et pour les yeux des autres.

En 1882, à l'instar de ce qui se faisait empiriquement et depuis bien longtemps au Brésil, Wecker proposa de substituer, à l'inflammation purulente du pus blennorragique, celle provoquée par la graine de l'*abrus precatorius*, le Jequirity. Les résultats généralement bons soulevèrent un vif enthousiasme et Coppez, au Congrès de Paris (1884), déclara que de même que Sydenham ne voulait plus faire de médecine sans opium, il ne soignerait plus de granuleux sans jequirity.

Des cas malheureux survinrent, sur ces entrefaites, qui amenèrent une réaction aussi exagérée qu'avait été l'accueil fait au nouveau venu. On ne parla plus du jequirity.

Terson père, bien plus tard, proteste contre l'oubli qui se faisait autour de la graine de l'abrus et cela, à l'occasion d'un résultat heureux que le jequirity lui avait donné dans un cas où tous les traitements avaient échoué. Puis Coppez, en 1899, exposant le traitement électrolytique des granulations, ajoute qu'il était toujours resté fidèle au jequirity contre le pannus. Un élève du professeur Truc, Istria, préconise la pommade au jequirity et, en 1900, Masselon entreprend la revision de ce procès et conclut à un *abandon injustifié*. La même année voit paraître la communication du professeur de Lapersonne et de Painblan. De plus, par des recherches parallèles, Rœmer arrive à des conclusions à peu près identiques ; grâce à lui, jequiritol et jequiritol-sérum ont une nouvelle vogue.

L'application du jequirity ou d'abrine, en poudre ou en solution est suivie, après 24 heures, d'une réaction conjonctivale qui va s'accentuant, arrive à l'œdème conjonctival, à la tuméfaction des paupières, à la formation de fausses membranes et à la sécrétion muco-purulente. Ce n'est qu'au bout de 5 à 6 jours que ces phénomènes s'amendent et disparaissent.

Souvent, cette réaction peut être plus modérée et,pour lui donner cette acuité, il est nécessaire de renouveler l'application de la substance. Mais, fait intéressant, une fois la première réaction terminée, les applications nouvelles sont de moins en moins actives. Il y a accoutumance (Masselon-Riemer).

Sattler mettait cette infection sur le compte de microbes contenus dans les solutions. Von Hippel, Neisser, Vennemann et d'autres démontrèrent qu'il s'agissait d'un principe *phlogogène* de nature chimique : la jequiritine ou l'abrine. Suivant Metchnikoff, Calmette, Chatenay et d'autres, on aurait affaire à une toxine d'origine végétale se comportant comme un produit de sécrétion microbien.

Notre maître de Lapersonne et Painblan, expérimentant sur l'animal sain et l'homme granuleux, démontrèrent que l'abrine amenait une infiltration œdémateuse considérable et une leucocytose de polynucléaires et de grands mononucléaires extravasés ou formant des infarctus vasculaires. Dans ses recherches sur la toxine abrinique, Calmette réussit à immuniser des lapins contre l'abrine et obtint ainsi un sérum très actif antitoxique et préventif. Pour modérer la réaction inflammatoire parfois exagérée chez les sujets abrinisés, de Lapersonne et Painblan employèrent le sérum de Calmette. Il jugulait bien les phénomènes inflammatoires dans les premières 24 heures mais il restait sans action après 48 heures. Rœmer obtint des effets analogues avec une solution à laquelle il donna le nom de jequiritol et un sérum.

Il n'est pas douteux que le jequirity a éclairci des cornées trachomateuses et que ce médicament n'est pas à condamner d'une façon absolue. Cependant, il doit être réservé pour les cas anciens où le trachome conjonctival est à peu près guéri et, en tout cas, a cessé de sécréter (Wecker).

On l'emploie en poudre ou en solution. Wecker et Masselon conseillent la poudre. Ils l'appliquent avec un pinceau sur les paupières retournées et en couches plus ou moins épaisses, suivant les cas.

De Lapersonne conseille la solution préparée avec un gramme de farine de jequirity macérée 24 heures dans 100 grammes d'eau avec quelques gouttes de chloroforme. L'application est faite au moyen d'un tampon de coton, après cocaïnisation.

Jequiritol. — Sous ce nom, on trouve des préparations d'abrine mélangée à 50 p. 100 de glycérine et dont l'activité différente mesurée par le pouvoir toxique expérimental, est exprimé par les chiffres 1, 2, 3, 4 ; le 1 représentant le titre le moins actif.

On instille d'abord des doses faibles puis progressivement croissantes de la solution n° 1. On passe ensuite aux titres plus forts. Si l'effet est trop intense on a recours au sérum.

CHAPITRE IV

MÉDICAMENTS QUI AGISSENT SUR LA MUSCULATURE DE L'IRIS ET LE TONUS DE L'ŒIL.

L'indication se pose souvent d'agir sur la pupille pour la dilater ou la rétrécir et de modifier la pression intra-oculaire. On s'adresse, pour cela, aux *mydriatiques* et aux *myotiques*.

§ 1. — Mydriatiques.

Les mydriatiques ou dilatateurs de la pupille dont les préparations de belladone, l'atropine en particulier, constituent le type, sont connus depuis longtemps.

L'opinion, cependant, que la plante décrite par Théophraste sous le nom de Mandragore était la belladone, paraît être une erreur d'interprétation d'un passage de Fuchsius. En réalité, rien n'autorise dans Théophraste à le supposer, vu qu'il ne décrit qu'un fruit charnu à nombreuses graînes caractéristiques de tous les groupes des belladonées et dont Matthiolus (1562) a fait justice.

Cet auteur les recommande dans les *aposthèmes des yeux et des paupières* et l'on sait que le nom de *Bella Dona*, était une allusion aux coquettes romaines qui s'en servaient pour donner du brillant à leur regard. Tels sont les renseignements qu'on possède sur les origines thérapeutiques de cette plante bien qu'on ait prétendu que Galien la connaissait déjà et que Pline ait parlé de son emploi. En tous cas, Pline désigne l'action mydriatique de l'*anagallis*, plante d'ailleurs indéterminée.

Il faut arriver au XVIIe siècle vers 1686 pour trouver des observations précises de dilatation pupillaire (Ray). Van Swieten (1770), Millet et Marchand (1784) en donnent quelques indications dans certaines ophtalmies. Mais Darier en 1776, préparant de l'extrait de belladone reçut quelques gouttes dans l'œil qui déterminèrent une mydriase. Il constata ce fait et le rapporta à Reimarius de Hambourg qui, à son tour, le fit connaître à Grosmeyer. Grosmeyer s'en servit, alors de propos délibéré, pour dilater la pupille avant l'opération d'un de ses malades atteint de cataracte. Sur le conseil de son maître Loder, Scheferti, vers la même époque, en fit une application de ce genre et en 1801 Darwin le père en signala les avantages dans quelques affections des yeux.

C'est en 1802 que Charles Himly, étudiant l'action sur l'œil de certaines substances narcotiques, éveille l'attention générale sur l'efficacité réelle de ces agents et en particulier de la jusquiame comme *mydriatiques*. Schmidt en 1805 préconise, à l'intérieur et comme topique, les extraits de belladone et de jusquiame dans le traitement de l'iritis. Puis, Paget, Demours, Dubois, Dupuytren en France, Ware, Adams Wishart en Angleterre, Baratta en Italie contribuent, à leur tour, à vulgariser l'usage des mydriatiques : la belladone et la jusquiame. Leur emploi en collyres ne s'est généralisé que depuis la découverte des alcaloïdes extraits de ces deux plantes par Runge (1810) et Brandes (1819) et l'impulsion donnée par les travaux de Wilde (1846) et de Cunier (1847). Pour être juste, il convient d'ajouter que l'atropine, à l'état de pureté, fut obtenue pour la première fois en 1833 par Hesse et Mein.

De nos jours, on compte de nombreux agents médicamenteux possédant la propriété de dilater la pupille. Ce sont : l'atropine, l'atroscine, la daturine, la duboisine, l'éphédrine, l'euphtalmine, la gelsémine, l'homatropine, l'hyosciamine, l'hygrine, l'hyoscine, la mydrine, le mydrol, le picramnine, la scopolamine et la sucupirine.

Chacun de ces alcaloïdes offre des avantages et des inconvénients ainsi que des différences marquées au point de vue de la durée et de l'intensité de son action sur l'iris et le muscle ciliaire. Tous ces mydriatiques, d'autre part, ne jouissent pas de la même faveur. La thérapeutique oculaire journalière ne s'adresse qu'à quelques-uns d'entre eux à l'atropine, la duboisine, l'homatropine, la scopolamine et l'euphtalmine, qui semblent aujourd'hui avoir leurs indications précises.

Atropine. — L'atropine est le mydriatique le plus couramment employé.

Action de l'atropine. — Si, après avoir mesuré le diamètre de la pupille avec un pupillomètre, l'échelle employée par Drouin et Vincent ou mieux encore avec un simple compas muni d'une échelle graduée (Scrini), on instille dans le cul-de-sac conjonctival une à deux gouttes d'une solution de sulfate d'atropine, on observe une dilatation pupillaire. Etudions-la.

Quelques instants, 2 à 3 minutes après l'instillation du mydriatique, il se produit une légère contraction de la pupille (Nothnagel, Rossbach). Celle-ci, ainsi que je l'ai observé, dans les mêmes conditions d'éclairage et de position, passe, par exemple, de 5 millimètres son diamètre primitif, à 3 millimètres. Elle se contracte. Mais bientôt elle s'agrandit, atteint 4 millimètres, puis 5 millimètres et commence à se dilater. En effet, 7 à 8 minutes plus tard, elle atteint 6 millimètres et en 15 ou 20 minutes la dilatation est à son maximum. La pupille peut mesurer 7 à 8 millimètres, quelquefois davantage au point que l'iris est à peine perceptible, réduit qu'il est à une ligne excessivement fine. La mydriase reste stationnaire deux à trois jours, puis décroît petit à petit dès le quatrième et disparaît complètement le huitième ou le dixième jour, quelquefois bien plus tard (Gubler).

C'est là un des effets de l'atropine sur l'œil sain humain. Les conditions changent lorsqu'il s'agit d'un œil malade. Il est également facile de concevoir que cette action mydriatique est variable, dans son intensité et sa durée, suivant les sujets et la concentration de la solution. Un quantité infinitésimale d'atropine, 1/200.000[e] de grain suivant Gubler, 0 gr. 0001 d'après de Græfe et moins encore, 0 gr. 0000005 selon Ruiter, suffit pour faire sentir son action mydriatique. Celle-ci s'obtient facilement chez l'homme, le chien, le chat, le lapin et même la grenouille. Elle serait nulle chez les poissons (Meuriot). Chez les batraciens, elle coïnciderait avec une énorme saillie des globes. Suivant Donders, on l'observerait chez les oiseaux.

Faut-il ajouter que l'action mydriatique de l'atropine aurait été constatée sur les yeux d'animaux récemment décapités ?

Au cours de la mydriase, surtout pendant la période d'état, la pupille est immobile et ne réagit plus que sous l'influence du courant électrique et des myotiques qui déterminent une contraction (Meuriot). Chez l'homme, d'après l'expérience de Panas, l'instillation d'un collyre à l'ésérine ne fait pas seulement disparaître temporairement la mydriase, elle en prolonge aussi la durée. Il semble que l'ésérine ait pour effet de retarder l'élimination de l'atropine.

A côté de son action sur la musculature de l'iris, l'atropine possède une influence sur le muscle ciliaire. Elle produit, effectivement, en même temps que la mydriase une paralysie de l'accommodation mathématiquement étudiée par Donders, entre autres, et dont la durée est variable. L'effet de cette paralysie de l'accommodation est de rendre fortement presbyte un œil emmétrope et de troubler la vue des hypermétropes (micropsie).

Des travaux de Nothnagel et Rossbach, de Schur, de Laurent, de F. Franck, de Cramers, de Donders, de Kuyper, etc., il résulte que la mydriase doit être, très vraisemblablement, attribuée à l'excitation, à l'irritation des extrémités périphériques du sympathique dans le muscle dilatateur et la paralysie de l'accommodation aurait pour cause la paralysie des rameaux de l'oculo-moteur se rendant au muscle ciliaire. Si physiologues et oculistes sont presque d'accord sur cette question, ils sont partagés en ce qui concerne la nature de l'influence que possède l'atropine sur la pression intra-oculaire. Et de nos jours encore, les uns professent qu'elle l'augmente alors que les autres soutiennent qu'elle l'abaisse au contraire. C'est là un problème des plus intéressants qui sera traité plus loin dans un paragraphe spécial.

Enfin, l'atropine contracte les vaisseaux. Cette action vaso-constrictive cesserait par son usage prolongé ; il surviendrait alors une paralysie vaso-motrice (Hayden, Flemming).

Modes d'emploi. — C'est sous forme de collyre ou de pommade qu'on prescrit l'atropine seule ou associée à d'autres agents médicamenteux. Habituellement, on se sert du sulfate ou, de préférence, du salicylate d'atropine qui est plus stable (Tichborne, Panas) ou du benzoate (Chevallereau). Trousseau et Bambelon ont bien préconisé, autrefois, le santonate d'atropine, mais l'usage de ce sel n'a pas prévalu.

Le titre des solutions ou des pommades est variable. Malgré la multiplicité des indications, il ne doit jamais être supérieur à 1 p. 100. On prescrira :

1° S'il s'agit d'un collyre.

Sulfate n. d'atropine.	0 gr. 02
Eau distillée bouillie	5 »

2° S'il s'agit d'une pommade.

Sulfate n. d'atropine.	0 gr. 02
Vaseline neutre.	5 »

3° Ou encore.

Salicylate d'atropine	0 gr. 02
Eau distillée bouillie ou vaseline neutre . .	5 »

L'atropine pure se dissout bien dans l'huile d'olives à chaud, moins facilement à froid. Comme elle est en partie décomposable à 95°, il faut ménager l'action de la chaleur. On obtient ainsi des collyres huileux dont l'application a pour avantage, je l'ai démontré, de produire la dilatation de la pupille, non seulement avec plus de rapidité et d'intensité, mais encore dans certains cas pathologiques où l'iris reste rebelle à l'atropine employée en solution aqueuse au même titre. J'ajoute que le collyre huileux est stable et reste toujours aseptique. C'est là encore une supériorité qu'il a sur le collyre aqueux qui s'infecte aisément et paraît s'altérer rapidement : il acquiert une teinte jaunâtre. De quelle nature est cette altération ? je ne saurais le dire.

Le collyre huileux sera ainsi formulé :

Atropine pure	0 gr. 02
Huile d'olives fraîche lavée et stérilisée . . .	5 »

Suivant les cas, les instillations du collyre aqueux ou huileux seront plus ou moins fréquentes. Elles peuvent être répétées 2, 3, 4 et 5 fois par jour.

Indications. — Nombreuses sont les indications de l'atropine. Etant donné sa triple action antiphlogistique, sédative et mydriatique, elle sert à calmer les douleurs et la photophobie, à prévenir et à rompre les synéchies dans l'iritis surtout plastique. Il est indispensable ici de répéter trois et quatre fois par jour les instillations et de les prolonger. Elles ne seront suspendues ou cessées qu'en cas de menace de glaucome. Toutes les affections du globe où il y a participation de l'iris, du corps ciliaire sont justiciables des mydriatiques : la scléro-choroïdite antérieure, la sclérite, la kératite interstitielle circonscrite ou diffuse, les kératites vasculaires superficielles, la kératite herpétique.

On prescrira l'atropine pour calmer les douleurs et vaincre le blépharospasme, qu'il y ait ou non retentissement du côté des procès ciliaires. Les kératites phlycténulaires, l'ulcère transparent de la cornée au moment de sa vascularisation réalisent ces indications. L'ulcère serpigineux de la cornée se trouve bien de son emploi qui a donné lieu, jusque dans ces derniers temps, à des discussions mémorables pour vanter d'une part les heureux effets de l'atropine, d'autre part, pour la condamner, l'accusant de favoriser le travail suppuratif et la perforation de la cornée. A la moindre menace de perforation, on suspendra l'usage du mydriatique qui prévient si heureusement l'occlusion pupillaire vers laquelle sont conduits fatalement les partisans des myotiques.

L'atropine fait encore partie du traitement post-opératoire de la cataracte. Le troisième ou le quatrième jour, alors que la chambre antérieure est formée, les instillations mydriatiques empêchent la formation de synéchies postérieures avec la capsule et permettent d'obtenir, dans les cas d'extraction simple surtout, une pupille ronde et parfaitement mobile.

Enfin, Green et Boucheron ont préconisé l'atropine comme traitement du strabisme concomitant interne. En paralysant l'accommodation on guérirait le strabisme. Cette action de l'atropine sur l'accommodation est mise à profit, avec de bons résultats, pour la détermination de la réfraction et la correction de ses anomalies par les verres appropriés.

Inconvénients. — L'emploi de l'atropine n'est pas sans présenter certains inconvénients sur lesquels on a appelé l'attention depuis longtemps. On les connaît sous le titre d'accidents atropiniques. Ils peuvent être généraux ou locaux.

La sécheresse du pharynx, l'enrouement, l'aphonie, les vertiges, le délire, les hallucinations, seuls ou associés, ont été observés surtout chez les enfants et les vieillards à la suite d'instillations du collyre d'atropine. Ce qui est aujourd'hui bien plus fréquent c'est l'action locale irritante de l'alcaloïde du côté des paupières (eczéma atropinique), du côté de la conjonctive pouvant parfois présenter une hypertrophie folliculaire et de la sécrétion muco-purulente (conjonctivite atropinique). C'est dire qu'il faut en surveiller sévèrement l'emploi et, au premier symptôme d'intoxication ou d'intolérance, le cesser et recourir, si besoin est, à un autre mydriatique.

Je rappelle, pour mémoire, les différentes précautions qu'on conseille de prendre au moment de l'instillation pour empêcher le passage du collyre dans le pharynx par les voies lacrymales : inclinaisons de la tête en dehors, compression du point lacrymal avec le doigt ou au moyen de la pince de Liebreich.

En terminant, je citerai le cas curieux, extraordinaire même, rapporté par Reich d'un individu qui présentait toujours, cinq à dix minutes après l'instillation d'une goutte d'une solution faible d'atropine, une épistaxis ne durant pas moins d'un quart d'heure.

Duboisine. — La duboisine est un alcaloïde extrait du *Duboisia myoporoïdes* recommandé comme succédané de l'atropine. Elle paraît agir avec plus d'intensité ; 54 billioniémes de gramme suffisent pour produire la mydriase (Jaarsma, Norris) sans avoir la même action irritante locale. En revanche, la durée de son action serait plus courte bien que, pour certains, son élimination soit excessivement lente ; ce qui empêcherait d'en continuer l'usage au delà de huit à dix jours. De plus, les phénomènes d'intoxication se manifestent très facilement. En tous cas, chez les vieillards et les enfants on doit surveiller son emploi (Schœffer, Goëtz, Norris, Wecker). Galezowski prescrit ainsi le sulfate de duboisine :

Sulfate de duboisine	0 gr. 05
Eau distillée bouillie	10 »

La duboisine pure se dissout parfaitement dans l'huile d'olives stérilisée à 1 p. 100. La solution que l'on obtient à chaud au bain-marie (90°) est limpide, transparente, se conserve longtemps et jouit d'une action plus prompte et plus prolongée qu'une solution aqueuse au même titre. Je formule.

Duboisine pure	0 gr. 05
Huiles d'olives lavée et stérilisée	10 »

Homatropine. — L'homatropine (oxytoluyltropéine) est un alcaloïde artificiel dont les propriétés mydriatiques ressemblent à celles de l'atropine avec cette différence capitale, cependant, qu'elles sont moins énergiques. S'il est vrai que la dilatation de la pupille est obtenue plus promptement par l'homatropine que par la duboisine et l'atropine, son action est plus faible et de plus courte durée (Schæffer). Au bout de 24 heures en moyenne, toute action mydriatique a disparu, quelle que soit la concentration de la solution. De même, la parésie de l'accommodation est fugace.

L'homatropine trouve son application dans l'examen ophtalmoscopique. On se sert pour cela du bromhydrate d'homatropine (Lang et Barret), en solution aqueuse à 1 p. 100 :

Bromhydrate d'homatropine.	0 gr. 05
Eau distillée bouillie	5 »

On a cru tout au début de l'introduction de ce mydriatique, en thérapeutique oculaire, qu'il aurait pu remplacer sans inconvénients l'atropine, là où cette dernière présentait des contre-indications, surtout en raison de son peu d'action sur la pression intra-oculaire. Schnabel puis Sachs ont chacun observé un cas de glaucome consécutif à l'usage de l'homatropine.

L'homatropine pure donne dans l'huile d'olives une bonne solution au centième qui s'obtient facilement au bain-marie et présente tous les avantages des solutions aqueuses (Scrini).

Euphtalmine. — D'après Vossius, le chlorhydrate d'euphtalmine dérivé amygdalique *de la N. Methylvinyl-diacétonalcamine* en solution à 2 p.100 produit trente minutes après une instillation de trois à quatre gouttes, une mydriase moyenne et passagère. Pendant toute la durée de la mydriase qui ne persisterait pas au delà de 2 à 3 heures, l'accommodation n'est nullement influencée ou du moins elle ne présente pas de parésie marquée (Schneider). Treutler a étudié ce nouveau mydriatique et le rapproche de l'homatropine. Avec des solutions variant de 5 à 10 p.100, il a obtenu une dilatation pupillaire aussi prononcée et dans le même espace de temps qu'avec une solution d'homatropine à 1 p.100. Suivant Schultz, la mydriase obtenue par l'euphtalmine serait de bien plus courte durée. On n'a jamais constaté d'élévation du tonus chez les glaucomateux quant à présent.

En résumé, toutes les fois que, pour rendre plus facile l'examen ophtalmoscopique, on a besoin de dilater la pupille, on aura recours au collyre de chlorhydrate d'euphtalmine au titre de 2 à 5 p. 100 qui ne gênera en rien le malade puisque la mydriase est passagère, fugace, et puisque l'accommodation n'est pas atteinte.

Scopolamine. — La scopolamine alcaloïde extrait du *Scopolia atropoides*, agit comme mydriatique, analgésique et antiphlogistique bien qu'elle soit considérée comme identique à l'hyoscine (Ernst). C'est le bromhydrate de scopolamine en solution à 2 p. 100 qui servit aux études de Raelhmann, de Robert et de Crossmann ensuite. Son action mydriatique se fait sentir huit à dix minutes après l'instillation du collyre et persiste 4 à 6 jours. Cet alcaloïde présente sur l'atropine cet avantage remarquable de ne jamais provoquer de phénomènes fâcheux tels que l'eczéma et la conjonctivite. Mais il ne faut, en aucun cas, prescrire des solutions à un titre supérieur à 0,25 *centigrammes pour* 100. C'est inutile et cela pourrait être dangereux. On formule donc :

Bromhydrate de scopolamine.	0 gr. 02
Eau distillée bouillie.	10 »

Pour obtenir avec la scopolamine une bonne solution huileuse, on ne peut pas s'adresser à l'alcaloïde pur. Celui-ci est facilement altérable, hygroscopique et insoluble dans l'huile, l'alcool et même l'éther (Scrini, Billon). Il faut donc tirer parti de la solubilité du bromhydrate de scopolamine dans l'alcool. Un mélange d'huile et d'une solution alcoolique de ce sel à 0.25 p.100 m'a donné, après évaporation de l'alcool, une solution parfaite et active. Par conséquent on formulera :

Bromhydrate de scopolamine dissout dans l'alcool absolu . . . . 0 gr. 02
Huile d'olives stérilisée . . . . 10 »

Porter au bain-marie à une douce chaleur jusqu'à évaporation de l'alcool.

La scopolamine présente l'avantage d'être parfaitement tolérée, de provoquer une mydriase dans certains cas où l'atropine et la duboisine sont restées sans effet. Je puis citer, à son actif, l'histoire d'un médecin éminent qui, atteint d'iritis rhumatismale ne put jamais supporter ni l'atropine, ni la duboisine et pour lequel elle fut d'un très grand secours.

En résumé, veut-on obtenir une mydriase prompte et durable, combattre la photophobie et le processus iritique c'est à l'atropine ou à la duboisine qu'on aura recours. En cas d'intolérance de ces mydriatiques, la scopolamine est tout désignée pour les remplacer efficacement. L'homatropine et l'euphtalmine seront réservées pour les examens ophtalmoscopiques nécessitant une dilatation pupillaire transitoire.

Deux mots maintenant sur les autres mydriatiques :

Daturine. — La daturine serait un mélange d'atropine et d'hyoscyamine pour certains, chimiquement identique à la duboisine ou à l'hyoscyamine pour d'autres. Elle n'est guère employée. Elle présente, d'après Laurent et Schroff, les mêmes effets que l'atropine alors que suivant Jobert de Lamballe son influence sur la pupille est plus accusée, et selon Lemaître moins énergique.

Ephédrine. — L'éphédrine extrait de l'*Ephedra vulgaris* est douée de propriétés mydriatiques assez fortes mais de courte durée. L'accommodation serait influencée pour les uns, elle ne le serait pas du tout pour Geppnert et Grœnouw qui la préconisent dans l'examen ophtalmoscopique. C'est le chlorhydrate d'éphédrine que ces auteurs emploient à 10 p. 100. La mydriase est obtenue huit minutes après l'instillation du collyre; elle atteint son maximum une demi-heure après. Sa durée n'est pas bien précisée : elle serait de quatre à six heures. Au cours de la mydriase les réflexes pupillaires sont conservés.

Hyoscyamine. — L'hyoscyamine ne serait autre que la daturine ou la duboisine suivant Ladenburg. Etudiée par Hirschberg, Emmert, Wecker, Konigstein, Clin, Liouville, etc., elle possède une action mydriatique dont la rapidité, l'intensité et la durée sont l'objet d'une controverse peut-être à cause des différences chimiques que présentent les produits employés (Manquat).

Hyoscine. — L'hyoscine est retirée de la jusquiame. Si son action mydriatique est plus accusée que celle de l'atropine, elle est par contre, d'un usage difficile, son pouvoir toxique étant très grand. On a observé des accidents très graves à la suite d'une instillation d'une goutte de bromhydrate d'hyoscine en solution à 0,50 centigrammes p. 100.

Mydrol-Mydrine. — On a proposé dans ces dix dernières années, pour l'examen ophtalmoscopique, l'usage du mydrol obtenu par Balbiano et étudié par Sabaltini,

Albertoni, Caltaneo, Schultz, etc. et de la mydrine combinaison d'homatropine et d'éphédrine. Ces deux mydriatiques modérés n'auraient aucune influence sur l'accommodation. Je ne crois pas qu'ils soient très employés.

Cattaneo se sert de solutions aqueuses au titre variant de 5 à 10 p. 100.

Hygrine. — Je ne dirai qu'un mot sur cet alcaloïde extrait des feuilles de coca dans les résidus de la préparation de la cocaïne. Son action mydriatique aurait la puissance de celle de l'atropine mais non sa durée et céderait, comme l'homatropine, à l'influence antagoniste de l'ésérine.

Atroscine. — Gelsemine. — Sucupirine. — Picramnine. — Je n'insisterai pas davantage sur ces quatre mydriatiques. Ils ne peuvent entrer dans la pratique courante. Les deux premiers sont extrêmement toxiques, les deux derniers n'ont pas encore fait l'objet d'une étude approfondie.

§ 2. — Myotiques.

La thérapeutique oculaire possède, avec les mydriaques, des agents d'un puissant et précieux secours. La découverte de principes doués d'une action *opposée* l'a dotée de moyens non moins utiles et non moins efficaces.

L'acquisition des *myotiques* ne remonte pas bien loin.

Elle est toute moderne puisqu'elle ne date que de 1862.

Ésérine. — C'est à cette époque, en effet, que Fraser d'Edimbourg signala, dans sa thèse inaugurale, la propriété *anti-mydriatique* de la graine d'une plante de la côte occidentale d'Afrique que les nègres emploient comme poison d'épreuve en justice. L'année suivante, en 1853, Argyll Robertson découvre l'action contractile, sur le muscle ciliaire, de cette graine, la *Fève de Calabar*, et Jobst et Hesse d'un côté, Vée et Leven de l'autre, trouvent un principe actif auquel les premiers donnèrent le nom de *Physostigmine* et les seconds d'*Esérine.* Deux noms différents pour le même alcaloïde, car l'identité chimique et physiologique de la physostigmine et de l'ésérine fut vite reconnue et définitivement établie. Depuis, les études sur ce médicament se multiplièrent comme en témoignent les remarquables travaux de Hamer, Donders, et Laqueur, de Bowmann, Harley, de Græfe, Soelberg, Wells, Rosenthal, Giraldès, de Wecker, Galezowski, etc.

Ce n'est pas à dire que la Fève de Calabar, graine du *Physostigma Venenosum*, n'était pas connue avant la découverte de Fraser. Des recherches et des travaux ont été faits antérieurement à cette époque, mais seulement sur ses propriétés toxiques. A ces travaux et à ces recherches sont attachés les noms de Daniell (1846), et de Christison d'Edimbourg (1855). Ce dernier expérimenta sur les animaux et sur lui-même des échantillons qui lui furent envoyés par un missionnaire de Calabar, le Père

Waddel. C'est en 1865 que Giraldès fit connaître, en France,ce nouveau médicament par ses communications au Congrès de Rouen.

Action de l'ésérine.—Quelques gouttes d'une solution aqueuse de sulfate d'ésérine au centième fraîchement préparée, mises en contact avec les tissus d'un œil sain, déterminent un rétrécissement de la pupille et une contraction du muscle ciliaire. Le rétrécissement pupillaire résulterait de la dilatation des artères ciliaires (Legros et Rabuteau).

La pupille commence à se resserrer assez rapidement, 5 à 10 minutes après l'instillation. En l'observant, en faisant des mensurations rapprochées,d'abord de cinq en cinq minutes, plus espacées ensuite, on suit les progrès de l'action myotique qui parvient à son summum au bout de 25 à 40 minutes. Le diamètre de la pupille passe de 6 millimètres par exemple, à 5, 4, 3 et 2 millimètres, persiste dans cet état ou devient punctiforme suivant les sujets et la concentration de la solution peut-être. Trois à quatre heures après l'instillation, le myosis décroît lentement et s'éteint cinq à six heures après ; la pupille, à ce moment, a récupéré son diamètre normal.

Suivant Burdach, des instillations prolongées, chez le lapin, d'un collyre à l'ésérine, auraient amené une dilatation de la pupille. C'est là un fait qu'il ne m'a pas été donné d'observer. Mais, le myosis produit par l'ésérine fait rapidement place à une mydriase si l'on vient à instiller quelques gouttes d'un collyre à l'atropine. L'effet inverse est transitoire et l'atropine reprend ses droits.

L'ésérine détermine, en outre, un spasme de l'accommodation. D'après certains auteurs, elle diminuerait les sécrétions lacrymale et conjonctivale. Enfin, elle modifierait le tonus de l'œil en l'augmentant temporairement puis en l'abaissant (Nothnagel et Rossbach) ou bien, différemment à l'état physiologique ou pathologique. C'est une question d'un grand intérêt sur laquelle j'insisterai de suite.

On a observé que, chez beaucoup de sujets, l'ésérine provoque une sensation de tension et même des douleurs vives intra-oculaires rendant parfois son usage impossible. Mais par l'emploi prolongé du myotique, ces douleurs, heureusement, vont en s'atténuant et disparaissent complètement (Laqueur, Panas). Ce fait est d'autant plus utile à connaître qu'à cause de la rapidité avec laquelle s'élimine cette substance, on est obligé d'en répéter plusieurs fois par jour les instillations.

Modes d'emplois. — On prescrit l'ésérine en collyres ou en pommades en s'adressant à l'un de ses sels au sulfate, au bromhydrate ou, de préférence, au salicylate bien défini et qu'on croit plus stable. Le titre de ces préparations varie avec les auteurs. Pour nous, il ne doit pas être inférieur ni dépasser celui de 1 p. 100.

Mais l'ésérine et ses sels, sous l'influence de l'air, la lumière et la chaleur s'altèrent rapidement.

On sait très bien que les collyres se colorent vite en rouge. Cette coloration, d'abord d'un rose tendre et qui ne tarde pas à passer au rouge cramoisi, est due à la formation d'une substance nommée par Duquesnel *rubrésérine,* laquelle est un produit d'oxydation irritant pour l'œil. Les teintes que subissent les solutions pour arriver au rouge foncé sont graduelles et subordonnées aux trois facteurs cités.

En outre, chauffées à 100° au bain-marie dans un ballon, au contact de l'ammoniaque, les solutions donnent, par évaporation à l'air libre, une magnifique couleur bleue très soluble dans l'eau. J'ai observé le même phénomène en chauffant, sans ammoniaque, la solution d'ésérine à l'autoclave.

Une solution fraîchement préparée avec de l'eau bouillie, stérilisée et conservée soigneusement à l'abri de l'air et de la lumière, met pour rougir beaucoup plus de temps qu'une solution préparée et abandonnée dans les conditions ordinaires. Elle garde une teinte rose tendre pendant des semaines et des mois. Les autres solutions, au contraire, faites à chaud et laissées dans une armoire, prennent la coloration rouge lie de vin au bout de trois à quatre jours en passant par des teintes diverses de plus en plus accusées.

Les solutions, ainsi altérées, produisent de l'irritation sur la conjonctive oculo-palpébrale. L'importance d'employer des solutions incolores, ne renfermant pas de rubrésérine, n'échappe donc à personne. C'est un résultat malheureusement impossible à obtenir alors même qu'elles sont récentes et soigneusement tenues à l'abri des causes d'altération que je viens de signaler. Duquesnel, cependant, recommande l'addition de quelques gouttes de glycérine pour éviter l'oxydation. Mon observation personnelle me permet de dire que ce moyen ne la prévient pas ; il la retarde seulement de quelques heures. De plus, le thymol ajouté dans une solution d'ésérine n'empêche pas son oxydation. Suivant Abbott, il lui ferait perdre aussi ses propriétés. Si, en outre, on fait dissoudre les sels d'ésérine, de préférence le salicylate d'ésérine, aux titres couramment employés, dans une solution mère d'acide salicylique à 0 gr. 75 p. 1.000, on retarde bien la formation de la rubrésérine, mais le collyre, ainsi obtenu, est excessivement irritant et non supporté par les malades.

A un moment, on avait pensé (Duquesnel, Galezowski) que, sous l'influence de cette oxydation, les collyres d'ésérine perdaient leur propriété myotique ; on s'est vite aperçu qu'il n'en était rien. Galezowski dit avoir conservé, pendant plus de huit ans, des solutions d'ésérine qui, instillées au bout de ce temps, ont toujours produit le myosis.

J'ai moi-même, il y a quelques années, soumis à l'épreuve des solutions de salicylate d'ésérine au centième, préparées et conservées depuis près d'un an. J'ai pu constater que, malgré leur altération, elles conservaient encore leur propriété myotique. Elles étaient seulement devenues très irritantes.

D'ailleurs, la rougeur et l'injection vasculaire de la

conjonctive produites par les solutions d'ésérine toutes fraîches sont si accentuées que les malades refusent catégoriquement à en continuer l'usage. On se trouve ainsi forcé de renoncer à ce myotique, le seul véritablement actif; il ne peut être toléré à cause de la conjonctivite intense qu'il provoque.

Tel n'est pas le cas lorsqu'on se sert du collyre huileux d'ésérine (Panas-Scrini) préparé dans les conditions que j'ai exposées dans ma thèse inaugurale en 1898. La solution huileuse reste stable, claire, transparente et ne présente pas la plus petite modification de couleur après un an et au delà. Il n'y a pas, comme dans les solutions aqueuses et les pommades, la formation de rubrésérine. De plus, la tolérance parfaite de l'œil pour le collyre huileux au centième — à haute dose — est remarquable. *Le meilleur, je dirai même le seul et unique mode d'emploi efficace et exempt d'inconvénients de l'ésérine est en solution dans l'huile.*

On a vu combien l'oxydation de l'ésérine est facile par la chaleur. Aussi, aura-t-on recours à un artifice de préparation (Hallot). Il faut dissoudre au préalable, dans une quantité suffisante d'éther parfaitement pur, de l'ésérine également pure non altérée. Puis, on opère le mélange de cette solution éthérée et de l'huile d'olives stérilisée. On maintient le tout à 45° au bain-marie jusqu'à disparition des dernières traces d'éther. *Ainsi est obtenu un collyre inaltérable, aseptique, supporté par l'œil pendant des mois, au titre réellement efficace au centième.*

Je prescris :

Esérine pure.	0 gr. 10
Huile d'olives stérilisée	10 grammes

Dissolvez l'ésérine dans de l'éther, mélangez à l'huile et chauffez à 45° au bain-marie jusqu'à évaporation de l'éther.

Comme je l'ai dit, les instillations de ce collyre doivent être répétées quatre et cinq fois par jour à seule fin de maintenir l'œil, d'une façon permanente, sous son influence.

J'éprouve une légitime satisfaction à constater qu'après une courte période d'hésitation, ce collyre, ayant déjà reçu la consécration pratique à l'étranger, est entré dans le domaine courant en France. J'ajouterai à propos des collyres huileux, en général, qui tous commencent peu à peu à prendre droit de cité, que leurs avantages sur lesquels depuis longtemps déjà Panas et moi avons appelé l'attention, sont particulièrement appréciés dans la clientèle de campagne. On comprend facilement les services qu'ils rendent, en dehors de leur action énergique et certaine, par leur conservation et leur asepsie en quelque sorte indéfinies.

Indications. — Laqueur de Strasbourg nous a appris tous les avantages qu'on peut retirer de l'emploi de l'ésérine dans le traitement du glaucome aigu, chronique ou secondaire. Ces avantages précieux se sont encore étendus avec le collyre huileux souverain pour prévenir, enrayer, juguler une attaque de glaucome, sans le secours de la chirurgie. Dans ce but, les applications du collyre doivent être d'abord fréquentes, puis d'autant plus espacées que l'on s'achemine vers la guérison.

Voici à cet égard l'enseignement du professeur Panas :

« *Il faut retenir que les instillations doivent être répétées au début trois et quatre fois par jour, partant du fait bien avéré que l'action myotique et hypotonisante de l'ésérine tend à s'épuiser au bout de* 6 *à* 8 *heures et que, pour lutter contre le processus glaucomateux, il faut prolonger pendant* 24 *heures c'est-à-dire jusqu'au lendemain l'action utile de ce médicament. Plus tard, lorsque le mal s'amende, on espace progressivement les applications à deux et à une puis on en fait une tous les deux ou trois jours et ainsi de suite jusqu'au rétablissement complet, tout en se tenant prêt à les recommencer à la première alerte ressentie.* »

Lorsque l'intervention chirurgicale devient inévitable, l'emploi de l'ésérine est impérieux : avant l'opération pour s'opposer aux hémorragies *ex vacuo*, après l'opération comme moyen adjuvant et préventif des récidives.

La kératite phlycténulaire, s'il y a hypertonie, les ulcères profonds de la cornée, s'il y a menace de perforation, sont justiciables de l'ésérine. Celle-ci combattra efficacement l'élévation du tonus dans les staphylomes cornéens, les iritis et les traumatismes du globe.

L'usage prolongé de l'ésérine est un des moyens employés contre le kératocône. Il n'a qu'une influence passagère dans le traitement de la paralysie de l'accommodation.

Pilocarpine. — La pilocarpine paraît avoir été découverte par Byasson et isolée à l'état pur par Ernest Hardy en 1875 du *Pilocarpus Pinnatus* ou Jaborandi.

A côté de ses propriétés syalagogues et sudorifiques, elle possède également, tout comme l'ésérine, celles de contracter la pupille, d'agir sur l'accommodation et d'abaisser la pression intra-oculaire exagérée de l'œil glaucomateux. Son action, cependant, est moins énergique et si ce myotique dès 1876 a été beaucoup employé de préférence à l'ésérine, c'est que son application irrite moins la conjonctive et les douleurs ciliaires qu'elle provoque sont légères (Galezowski).

Des divers sels parfaitement définis, le chlorhydrate et surtout le nitrate de pilocarpine sont les plus usités. On les emploie en solution aqueuse à 2 p. 100. D'après Lilienfeld, la pilocarpine s'altérerait assez facilement et assez vite. Elle se convertirait en isopilocarpine si pour la préparation du collyre on élevait la température. D'où le précepte de n'en formuler que de petites quantités et d'éviter l'emploi de l'eau bouillante pour faire la solution.

On prescrit :

Nitrate de pilocarpine	0 gr. 10
Eau distillée bouillie	5 »

La pilocarpine pure se dissout très bien dans l'huile d'olives stérilisée et donne au titre courant (2 p. 100) des collyres parfaits avec tous les avantages des solutions huileuses (Scrini).

Pilocarpine pure.	0 gr. 10
Huiles d'olives stérilisée	5 »

Tout comme pour les collyres d'ésérine il faut, en vue d'obtenir la continuité d'action, renouveler quatre ou cinq fois par jour les instillations. Et cela, malgré que son action paraisse être moins fugace que celle de l'ésérine suivant Weber, Sidney Ringer, Jaarsma et tant d'autres.

Muscarine. — Je ne ferai que signaler, en passant, la muscarine. Cet alcaloïde découvert par Schmiedeberg et Koppe dans l'*Amanita Muscaria* jouirait, d'après ces auteurs, de propriétés myotiques que Krenchel considère comme inconstantes.

Arécoline. — Je n'insisterai pas non plus sur l'arécoline, alcaloïde extrait par Bombelon de la noix d'Arec (*Areca catechu*) et possédant une action myotique.

C'est le bromhydrate d'arécoline qu'on emploie à 1 p. 100 (Galezowski, Bietti, Lavagna, etc.).

A son instillation succèdent des phénomènes d'irritation conjonctivale. Ces phénomènes sont moins accusés que ceux produits par l'ésérine et plus marqués que ceux occasionnés par la pilocarpine. Son action sur la pupille est moins énergique et moins durable. Nuls ou presque nuls sur l'œil sain, ses effets hypotonisants se font sentir, mais d'une façon passagère, sur l'œil glaucomateux.

§ 3. — Modificateurs de la tension intra-oculaire.

A côté de leur action antagoniste sur la pupille, les myotiques et les mydriatiques exercent, sur le tonus de l'œil, une influence également opposée qui semble variable suivant que l'œil est sain ou malade. Cette influence, cet effet sont d'une grande importance ; c'est pourquoi j'en ai réuni ici les études.

A la suite d'expériences faites sur les animaux avec l'atropine, Adamük, Grunhagen (1868) et d'autres ont affirmé que la tension intra-oculaire était abaissée sous l'influence de ce mydriatique. Tel était également l'avis de Coccius. En 1880, Pflüger reprenant l'étude de cette question démontra que, dans 80 p. 100 des cas, la tension des yeux humains, soumis à l'action de l'atropine, diminuait. Il se servit pour ses expériences du tonomètre de Dor. Stocker, également, soutint la même thèse.

En admettant que les résultats de ces recherches patientes et sérieuses soient l'expression de la vérité il ne reste pas moins acquis aujourd'hui que, dans divers états pathologiques, les instillations d'atropine ont pour effet d'élever le tonus de l'œil brusquement et d'une façon parfois désastreuse. Les iritis rentrent dans ces cas. C'est Warton Jones, le premier, qui accusa l'atropine d'agir défavorablement sur le glaucome aigu. Après lui, de Græfe reconnut que souvent une seule instillation de cet alcaloïde, sur un œil atteint de glaucome chronique ou de tumeur intra-oculaire, suffisait pour faire éclater une attaque de glaucome aigu. Ces faits ne tardèrent pas à être bientôt confirmés, de divers côtés, par Hasket Derby en Amérique, Warlomont en Belgique, Mooren, Hirschberg, Laqueur en Allemagne, Wecker, Galezowski;

Voisin, Fieuzal, Dor, Gayet et d'autres en France.

Weber de Darmstadt et Laqueur de Strasbourg étudièrent l'action antagoniste, sur le tonus de l'œil, des mydriatiques et des myotiques. De leur plume sont sortis des travaux importants.

Des mesures tonométriques et des observations cliniques ont conduit Weber à admettre qu'à l'état normal comme à l'état pathologique, l'atropine élève la pression dans la chambre antérieure et l'abaisse dans l'espace vitréen. L'ésérine jouit de la propriété inverse.

Pour Laqueur, à l'état normal, ni l'atropine, ni l'ésérine ne semblent modifier en rien la pression intra-oculaire physiologique. Mais, lorsque les échanges nutritifs de l'œil cessent de s'accomplir normalement, l'atropine amène de l'hypertension, l'ésérine de l'hypotonie. Cette action de l'ésérine pourrait, *a priori*, surprendre si l'on se fondait sur la sensation de plénitude éprouvée par les malades soumis à l'influence de cet alcaloïde et sur les expériences d'Adamük qui furent d'ailleurs contredites par V. Hippel et d'autres. D'après Stocker, il y aurait d'abord une augmentation puis une diminution très notable de la pression intra-oculaire. Il y aurait même une diminution de 0,5 à 0,2 mm. dans le rayon de courbure de la cornée.

Cette action hypotonisante de l'ésérine serait due au déplissement de l'iris qui dégagerait le canal de Schlemm (Weber) ou ces bouches absorbantes, les cryptes iriennes (Staderini). L'épaississement de l'iris consécutif à la mydriase, donnant lieu à l'obstruction de l'angle de filtration, expliquerait l'hypertension déterminée par l'atropine.

Mais comment expliquer les effets de l'ésérine et de l'atropine sur le tonus si, suivant Stocker, on admet que les modifications du diamètre pupillaire ne sont pas en rapport direct avec l'augmentation ou la diminution de la tension ; et si l'on réfléchit que dans certains cas avancés de glaucome et d'iritis, alors que les éléments musculaires iriens sont atrophiés, les myotiques et les mydriatiques restent indifférents même en ayant conservé leur propriété vaso-dilatatrice (ésérine) ou vaso-constrictive (atropine).

On examine le tonus de l'œil au moyen du *tonomètre*. On sait que de Græfe, Donders et deux de ses élèves Hamer et Monnick, Dor, Weber, Snellen, Landolt et enfin Maklakoff ont attaché leur nom à des instruments ingénieux. Ceux-ci présentant des difficultés pratiques, le plus simple procédé d'exploration est fourni par le sens du toucher.

CHAPITRE V

MODIFICATEURS DES CIRCULATIONS LOCALES

On agit sur les circulations locales par les médications révulsives, dérivatives, vaso-constrictives et vaso-dilatatrices.

§ 1. — Des révulsifs.

La définition et l'interprétation qu'on a cherché à donner à la révulsion ont varié suivant les fluctuations doctrinaires. C'est pourquoi je n'entreprendrai pas d'en préciser exactement le sens. Je dirai seulement avec Manquat que « *la révulsion se distingue de la dérivation par l'irritation locale qu'elle détermine. Cette irritation peut aller depuis la simple excitation mécanique jusqu'à la destruction* ».

Aussi vieille que la médecine, cette méthode thérapeutique est solidement assise sur l'observation des ophtalmologues de tous les temps. Des moyens mis en usage, les uns sont empruntés à la médecine, les autres sont du ressort de la petite chirurgie. Je citerai les sinapismes, la vératrine, la teinture d'iode, l'ammoniaque, le séton, le moxa, les cautères, le vésicatoire et les injections sous - conjonctivales. Mais , de ces agents divers, je ne retiendrai que les deux derniers, les autres étant aujourd'hui presque complètement abandonnés. J'aurai d'ailleurs à parler des cautères dans le chapitre suivant.

1. — Vésicatoire.

On n'est pas bien fixé sur ses effets réels. Aussi, ne doit-on pas être surpris qu'il ait des partisans et des détracteurs.

Le vésicatoire est volant ou permanent. Ce dernier tant vanté autrefois, n'a qu'une action illusoire. Le vésicatoire volant, d'un usage courant, est appliqué au voisinage de l'organe affecté : au front, à la nuque, de préférence à la tempe. Ses dimensions ne doivent pas être supérieures à deux centimètres, car il faut éviter le contact avec les paupières.

Le vésicatoire chauffé légèrement est placé sur la région choisie et maintenu sous une légère pression. Deux bandelettes de diachylon appliquées en croix servent à l'y fixer. Au bout de trois à quatre heures, alors que la vésication s'est produite, on le retire avec la plus grande précaution pour ne pas arracher l'épiderme et on perce la vésicule Une légère couche de vaseline aseptique et une rondelle de gaze et de ouate formeront le pansement maintenu par un tour de bande.

On donne le nom de *Mouche* de Milan à de petites rondelles de taffetas recouvertes d'un mélange à base de cantharide. Elles s'appliquent tout comme le vésicatoire.

Dans les cas d'iritis avec réaction intense, de glaucome aigu s'accompagnant de douleurs vives, le calme peut se faire sentir après l'application du vésicatoire. Mais, ajouterai-je avec Manquat, « *au prix d'une autre douleur qu'il crée lui-même* », c'est une des raisons pour lesquelles on peut donner la préférence aux dérivatifs sans compter que leur action est plus certaine.

Les états dyscrasiques, diabète, albuminurie, etc., constituent une contre-indication formelle de l'emploi du vésicatoire.

2. — Injections sous-conjonctivales.

On peut être surpris, au premier abord, de trouver les injections sous-conjonctivales dans ce chapitre des révulsifs. L'interprétation de leur action thérapeutique ne permet-elle pas cependant de les considérer comme une forme de révulsion ? Je sais bien que certains leur attribuent une action microbicide (Darier) lorsqu'on utilise des solutions antiseptiques. Mais peut-on réellement l'invoquer à la dose infinitésimale où on l'injecte ? Par exemple 5 à 10 gouttes d'une solution de sublimé à 1 p. 1000, ce qui correspond à 1/4 ou 1/2 milligramme de l'antiseptique. Elles agissent plutôt comme irritant. Tout autre pourrait être l'interprétation de leur action, lorsqu'il s'agit de solutions salées dans le traitement du décollement de la rétine. Bien qu'ici l'action irritative puisse encore expliquer les bons résultats obtenus, les phénomènes osmotiques auxquels on cherche à la rattacher (Jocqs) semblent devoir ouvrir un horizon nouveau.

C'est à Rothmund que revient l'honneur d'avoir imaginé et introduit, en thérapeutique oculaire, ce procédé de pénétration de l'agent médicamenteux qui paraît jusqu'alors avoir été inconnu. Rothmund s'était servi de solutions salées ($\frac{1}{32}$, $\frac{1}{8}$) pour éclaircir rapidement les troubles de la cornée. Wecker les utilisa contre le décollement de la rétine. En 1889, Secondi proposa, au lieu de faire comme Abadie des injections intra-oculaires de sublimé, de pratiquer des injections sous-conjonctivales. Darier, en 1891-92, apporta à cette méthode une contribution importante qui ne visait à rien moins qu'à étendre ses indications. Les kératites suppuratives, les kératites parenchymateuses, le pannus trachomateux, les iritis, les choroïdites, les rétinites, les névrites rétro-bulbaires, les atrophies optiques, en un mot, toutes les affections de l'œil constitutionnelles ou non étaient sinon guéries du moins considérablement améliorées. Pour être plus limitées, aujourd'hui, dans leur emploi, les injections sous-conjonctivales ne rendent pas moins de grands services en thérapeutique oculaire. En voici la technique.

Après cocaïnisation, on place l'écarteur des paupières. On saisit alors avec une pince, tenue de la main gauche, un pli de la conjonctive à cinq ou six millimètres du limbe cornéen entre les insertions musculaires ; prenant de la main droite la seringue de Pravaz remplie de la solution et armée de son aiguille de platine iridié passée à la flamme, on injecte de quelques gouttes à un demi-centimètre cube suivant les cas. Pour éviter le décollement brusque des tissus, on doit pousser lentement l'injection.

Suivant les liquides employés, les injections sont plus ou moins douloureuses et suivies d'hyperémie de la conjonctive. Il se produit du chémosis et quelquefois de l'œdème qui disparaissent spontanément au bout de quelques jours. On ne doit renouveler ces injections qu'après disparition de ces petits accidents, car il survient parfois, surtout avec le sublimé, des eschares déterminant par la suite des adhérences de la conjonctive avec la sclérotique. On injecte ainsi divers liquides.

Parmi les plus usités, il faut mentionner les solutions de sublimé, de biiodure de mercure, de chlorure de sodium, de violet de méthylène, etc.

Sublimé. — Les injections de sublimé sont, en général, titrées au millième. Darier et d'autres les préconisent dans les affections syphilitiques de l'œil telles que : kératite parenchymateuse, iritis, irido-choroïdite et les affections ulcéreuses et suppuratives de la cornée. Cet auteur et Abadie prétendent qu'aucun traitement n'agit avec autant d'intensité sur les processus infectieux de la cornée.

Biiodure de mercure. — Les injections de sublimé sont très douloureuses, aussi Rollet (de Lyon) leur préférait-il la solution huileuse de biiodure de mercure (formule de Panas) qui donne d'aussi bons résultats sans en avoir les inconvénients. Dans ces derniers temps, il leur a substitué, surtout pour la kératite parenchymateuse le bleu de méthylène à un millième ou deux millièmes.

Bleu de méthylène. — Le même auteur a remarqué que les injections sous-conjonctivales de bleu de méthylène sont extrêmement diffusibles et que, faites en avant des insertions musculaires, elles gagnent la région cornéenne, pénètrent dans les espaces cornéens avec tendance centripète et sont absolument indolores. Ces avantages en font le procédé de choix dans le traitement de la kératite parenchymateuse (Rollet). Le bleu de méthylène est un antiseptique qui peut aussi agir en injections sous-conjonctivales contre les ulcères infectieux de la cornée.

Chlorure de sodium. — Wecker, Dor (de Lyon) et d'autres préconisent, dans le traitement du décollement de la rétine de date récente, les injections sous-conjonctivales de solutions salines. Suivant les auteurs, on employait tantôt des solutions fortes tantôt des solutions faibles, 2, 3, 6 p. 1000, etc. Jocqs a attiré l'attention sur l'action précise de ce traitement dont il attribue les bons effets à l'osmose. Aussi, recommande-t-il l'emploi de solutions fortes. J'ai pu me convaincre moi-même de l'efficacité de ce moyen dans de nombreux cas de décollement de la rétine récents et peu étendus.

Pohel, d'après Morgano de Catane, a imaginé d'injecter une solution saline répondant à la constitution chimique du sang.

Gélatine. — Si l'on était toujours sûr de la provenance de la gélatine on pourrait, sans crainte, la recommander avec Wecker pour le décollement de la rétine. Malheureusement, les accidents tétaniques sont assez fréquents pour la rendre suspecte.

Benzoate de lithine. — Mazet (de Marseille) avait employé, avec succès. les instillations de benzoate de soude dans le traitement des taiès de la cornée. Olivères de Tortosa a eu l'idée de l'appliquer, dans cette affection, en injections sous-conjonctivales. Elles seraient très bien supportées au centième.

Nous terminerons en rappelant que Sourdille (de Nantes) s'est bien trouvé contre les scléro-choroïdites postérieures et les chorio-rétinites spécifiques, etc., des injections sous-conjonctivales, faites tous les deux jours, de 4 ou 5 gouttes de la solution suivante :

Iode métallique	1 ou 2 centigrammes
Iodure de potassium	1 gramme
Eau distillée.	30 »

Bossalino, d'autre part, a utilisé le bichlorhydrate de quinine à 0,25 p. 100 et Dolganow le parachlorophénol à 1 ou 2 p. 100 contre les ulcères de la cornée.

§ 2. — Des dérivatifs.

De même que pour la révulsion, je ne chercherai pas à donner une définition de la dérivation. Beaucoup d'auteurs rapprochent ces deux procédés thérapeutiques, d'autres au contraire les séparent nettement.

La dérivation est employée sous forme de purgatifs,

de pédiluves et d'émissions sanguines locales. Je n'aurai en vue ici que les saignées locales par les sangsues et les scarifications.

1° **Sangsues.** — Pour trouver les premières applications des sangsues dans le traitement des maladies des yeux, il faut remonter aux origines de la médecine.

On fait usage de certaines espèces de ces annélides.

Lieu d'application. — Les régions tout indiquées pour leur application sont, à cause des connexions du réseau sanguin avec la veine ophtalmique, la tempe et l'apophyse mastoïde. A-t-on fait choix de la tempe, il faut absolument s'écarter de l'artère temporale. On évitera en même temps de trop s'approcher des paupières, car un gonflement et une ecchymose considérables de ces voiles membraneux pourraient survenir, en raison même de la constitution anatomique de leurs plans superficiels.

A fortiori, devra-t-on proscrire l'application directe des sangsues sur les paupières mêmes, que ce soit à la surface cutanée ou conjonctivale. Je n'ai pas besoin d'ajouter qu'appliquées sur la conjonctive bulbaire elles sont susceptibles d'amener des désordres plus graves. Témoin, l'observation de Græfe rapportée par Krœmer de Zurich concernant une jeune fille chez laquelle une sangsue destinée à la tempe et placée sur le limbe aurait déterminé un décollement hémorragique de la rétine. Exceptionnellement, à cause des rapports qu'affecte le système vasculaire de la muqueuse nasale avec celui du globe oculaire et de la conjonctive, on a appliqué les sangsues sur la muqueuse des narines et, parfois en raison de leur nombre élevé, sur la racine de la cuisse et le pourtour de l'anus.

Évaluation de la soustraction du sang. — Peut-on évaluer la quantité de sang que soustrait une sangsue? Sanson a fait des pesées avant et après la succion et est arrivé à conclure, en prenant pour base la grosseur des sangsues, que les grosses font une saignée de 16 grammes, les moyennes de 8 gr. 3, et les petites, dites filets, de 3 gr. 3. Il est certain que cette émission sanguine variable est subordonnée à des conditions difficiles à déterminer. Mais si l'on considère la quantité de sang écoulé après la chute de l'annélide comme égale à celle qu'elle a absorbée, on peut admettre, en ne donnant aux chiffres qu'une valeur approximative, que les *moyennes* soustraient de 15 à 16 grammes de sang environ.

Technique. — Quoi qu'il en soit, l'emploi des sangsues exige une technique spéciale. Elle réclame, en effet, certaines précautions qui ont trait : 1° au choix des sangsues ; 2° à la préparation de la région où elles seront placées ; 3° à la pose des sangsues ; 4° à leur chute ; 5° à l'entretien ou à l'arrêt de l'écoulement sanguin.

1° *Choix des sangsues.* — On sait que les sangsues peuvent être le véhicule de certaines contagions. C'est pourquoi, il est impérieusement conseillé de faire usage de sangsues vierges ou qui n'ont pas servi depuis quelques mois. Suivant Jourdain, elles se trouveraient dans ces conditions si, sous l'influence du sel ou de l'eau vinaigrée, elles ne rejettent pas de sang.

2° *Préparation de la région.* — De plus, la sangsue est très délicate, et pour la voir mordre, il est nécéssaire de laver la peau au savon de façon à bien la dégraisser. Il sera souvent utile d'y étendre un peu de lait ou d'eau sucrée. Ceci fait, on procède à son application.

3° *Pose de la sangsue.* — Le moyen le plus simple consiste à mettre la sangsue dans un petit verre, un verre à liqueur par exemple, dans un cylindre de papier (carte à jouer, carte de visite) qu'on applique sur la peau. Bien entendu, la tête de l'annélide, facilement reconnaissable à l'absence de large et épaisse ventouse, devra être en avant. Des mouvements d'ondulation dus à la succion du sang indiquent qu'elle est fixée.

4° *Chute de la sangsue.* — Une demi-heure à une heure après, en général, la sangsue est gorgée. Elle s'immobilise. Elle cesse d'aspirer. Deux éventualités peuvent alors se produire : ou l'annélide tombe spontanément ou bien elle reste adhérente et il faut la détacher. On y arrivera, non pas par des tractions qui sont douloureuses et risquent de laisser dans la plaie ses mâchoires, mais en déposant sur elle, soit du sel, soit du tabac, etc.

5° *Entretien ou arrêt de l'hémorragie.* — Dans bien des cas, il y a intérêt à prolonger l'écoulement du sang. La sangsue est encore fixée : d'un coup de ciseaux on sectionne son extrémité caudale par où le sang aspiré continuera à s'écouler. La sangsue est retirée : des fomentations chaudes, des cataplasmes entretiendront l'hémorragie. Au contraire, l'application d'une rondelle d'amadou stérilisé, d'une compresse de ouate hydrophile trempée dans un liquide hémostatique (eau oxygénée, solution concentrée d'antipyrine) suffisent pour l'arrêter, lorsque la compression est restée sans résultat.

La petite plaie causée par la sangsue se cicatrise et laisse une trace à peine perceptible.

Action de la déplétion sanguine et indications. — L'émission sanguine a pour effet de calmer la douleur, d'amender le processus inflammatoire, d'activer la résorption des exsudats pathologiques et de favoriser l'action de certains agents médicamenteux tels que les mydriatiques.

A ce titre, elle est indiquée dans le traitement de la kératite purulente au début, la contusion et les plaies de la cornée avec phénomènes réactionnels intenses et accusés, dans le traitement de l'iritis plastique, de l'irido-cyclite, du glaucome aigu et de certaines choroïdites et névro-rétinites.

Il faut appliquer les sangsues en nombre suffisant, de deux à quatre, à six même et les laisser agir ; sans quoi, non seulement on risque de n'obtenir aucun effet, mais encore d'aggraver, dans beaucoup de cas, la situation. Panas ne rappelait-il pas souvent qu'il lui était arrivé d'observer la cessation brusque des douleurs et des phénomènes congestifs après une ouverture accidentelle des piqûres des sangsues, laquelle avait déterminé une nouvelle perte de sang plus abondante que la première ?

Et Romiée (de Liège) ne considère-t-il pas que, pour obtenir les meilleurs effets des déplétions sanguines, il est utile d'appliquer six à huit sangsues à l'apophyse mastoïde et d'entretenir l'écoulement de sang pendant une heure ?

La saignée locale est contre-indiquée chez les débilités, les dyscrasiés et les enfants en bas âge.

Sangsues artificielles. — A la place des sangsues, on peut employer une variété de ventouses scarifiées désignées sous le nom de sangsues artificielles.

Possibilité de soustraire une quantité de sang déterminée et subordonnée à la volonté de l'opérateur ; application plus facile pour les malades privés d'entourage ; opération moins onéreuse pour les hôpitaux et les dispensaires que l'emploi des sangsues, tels sont les principaux avantages que réunit ce moyen de déplétion sanguine.

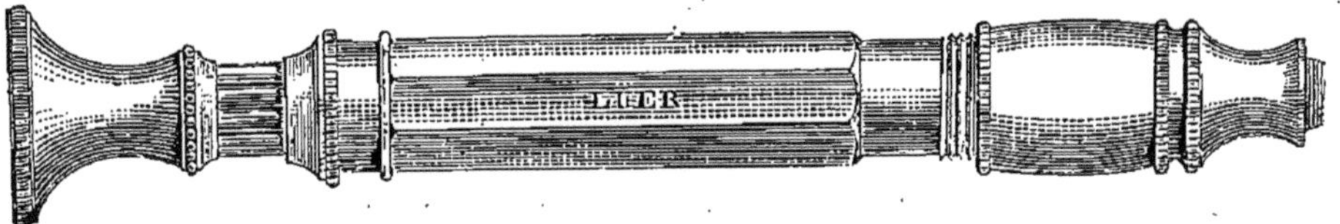

Fig. 11. — Scarificateur de Lüer.

On se sert de la *sangsue Heurteloup* qui comprend une ventouse à pompe et un scarificateur de Lüer permettant de graduer la scarification et de lui donner une profondeur fixée d'avance à l'aide d'un curseur. Bien entendu, il faut d'abord pratiquer la scarification puis appliquer la ventouse formée d'un tube de verre dans lequel glisse un piston (Fig. 12).

Le lieu d'application est la tempe. On choisit de préférence la partie de cette région recouverte par les cheveux qu'on rase ; de cette façon, la petite cicatrice circulaire consécutive se trouve plus tard dissimulée. C'est là un petit détail qui n'a pas moins son intérêt lorsqu'il s'agit de la coquetterie des femmes. Une précaution, autrement importante, est celle qui consiste à éviter l'action de la lame tranchante sur les principales branches de l'artère temporale qu'on sentira battre sous les doigts.

Le maniement de la ventouse Heurteloup comporte certains détails sur lesquels il est utile d'insister.

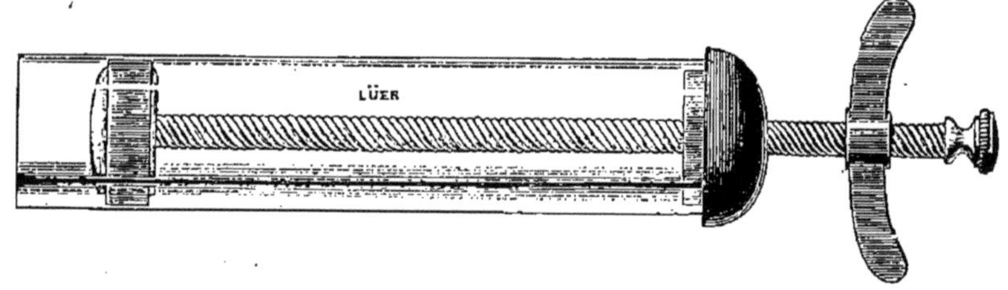

Fig. 12. — Ventouse Heurteloup.

On sait que le piston de la ventouse est mû par une tige à pas de vis. Sous l'influence du vide produit par l'ascension du piston, la peau se soulève et le suintement du sang augmente ; il est prudent de procéder lentement. On imprimera un second tour de vis lorsque le sang aura rempli le vide formé. Ce faisant, on aura soin d'attirer très légèrement à soi la ventouse. Cela est d'autant plus nécessaire que la moindre pression, en agissant sur les vaisseaux profonds, pourrait entraîner l'arrêt de l'écoulement du sang.

Lorsqu'on a soustrait la quantité de sang nécessaire

suivant les indications, on retire la ventouse. On lave aseptiquement la plaie, et après avoir réduit par la pression digitale la petite hernie produite au niveau de la section de la peau, on fait un pansement aseptique et hémostatique en même temps s'il y a lieu.

2° **Scarifications.** — Les scarifications étaient connues des anciens et pratiquées par Celse, Rhazès, Apollonius etc. Saint-Yves dans son *Traité des maladies des yeux* écrit : « *Cette saignée s'exerce de différentes manières : les uns la font avec un assemblage de plusieurs barbes d'épis, d'avoine en forme de brosse dont on scarifie la conjonc-*

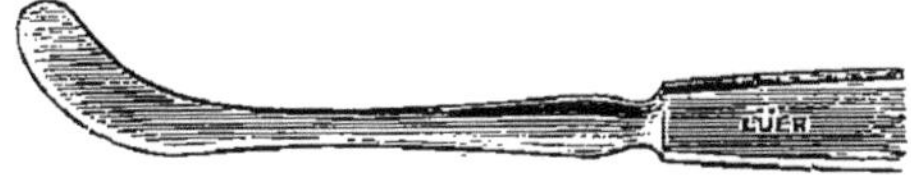

FIG. 13. — Scarificateur de Desmarres.

tive en la passant rudement sur cette membrane, d'autres la font en passant, entre le globe et la paupière, une lancette dont ils scarifient la conjonctive. »

Les scarifications sont de légères incisions parallèles plus ou moins nombreuses que l'on pratique sur la conjonctive palpébrale avec un bistouri ordinaire ou avec le scarificateur de Desmarres (Fig. 13).

On renverse la paupière de façon à mettre en évidence sa surface conjonctivale et on la maintient, dans cette situation, de la main gauche. Avec l'instrument tranchant tenu de la main droite, on entame la conjonctive en faisant des incisions séparées et parallèles d'une commissure à l'autre. Pour obtenir une émission sanguine plus abondante; on aura le soin de renverser et de redresser alternativement les paupières. Des coups de tampons d'ouate hydrophile humides épongeront le sang qui sort par les incisions.

On se trouvera bien des scarifications dans les cas d'ectropion muqueux de la paupière inférieure et de conjonctivite granuleuse.

§ 3. — Vaso-constricteurs et vaso-dilatateurs.

Les circulations locales sont encore modifiées par les constricteurs et les dilatateurs vasculaires.

Nombreux sont les agents qui possèdent la propriété d'agir sur les vaisseaux, les uns en les resserrant, les autres en les dilatant. Cette action, pour la plupart d'entre eux, est secondaire. Aussi, dans la classification que nous avons adoptée, ont-ils trouvé leur place ailleurs, en raison de leur propriété physiologique principale. On ne s'étonnera donc pas que nous ne parlions ici que de l'*adrénaline* comme vaso-constricteur et, dans le paragraphe suivant, de la *dionine* seule comme vaso-dilatateur.

1. — **Adrénaline**. — Les travaux de Langlois, Abelous, Olivier, Fænkel, Dor, etc., avaient déjà mis en lumière l'action vaso-constrictive de l'extrait des capsules surrénales, lorsque Dor, le premier, attira en 1895 l'attention sur les applications de ce nouveau produit organique en thérapeutique oculaire. Mais, c'est en 1896

qu'une communication enthousiaste de Bates de New-York fit concevoir les plus belles espérances. Il s'agissait d'une conjonctivite phlycténulaire guérie en deux jours, de la vascularisation d'une kératite interstitielle dissipée, sans retour, en très peu de temps. De tous côtés des essais furent immédiatement institués pour en établir les indications. Ces tentatives ne furent pas aussi encourageantes qu'on l'avait pensé.

Ce n'est pas qu'on ait jamais douté du pouvoir vaso-constricteur de l'extrait surrénal. Il était établi. Mais les résultats aussi inconstants qu'inégaux obtenus de son emploi, étaient dus à ce que cette action vaso-constrictive si puissante, si sûre sur les tissus normaux varie dans ses effets lorsqu'il s'agit de cas pathologiques (Dor, Barraud).

En effet, quelques gouttes d'une solution au centième d'extrait surrénal, mises au contact des tissus de l'œil déterminent une anémie profonde. Les vaisseaux qui sillonnent la conjonctive disparaissent, la sclérotique prend un aspect blanc.

Puis, plus ou moins rapidement, suivant les sujets, les tissus reprennent progressivement leur coloration normale ou présentent un léger degré d'hyperémie. Sur les vaisseaux profonds, l'action vaso-constrictive est nulle ou du moins peu appréciable (Hallot).

Au contraire, sur un œil hyperémié la solution amène une détente dans les phénomènes inflammatoires. A la sensation de chaleur et de cuisson succède une impression de fraîcheur agréable. Malheureusement, ce changement favorable est loin de persister. Peu à peu, les tissus retrouvent leur apparence primitive, les phénomènes congestifs réapparaissent, s'accusent et s'accentuent au point de dépasser en intensité ceux qui existaient auparavant. Le sujet se plaint de sensations désagréables, de cuisson, de douleur même et se refuse à une nouvelle application de ce remède organique.

Ainsi s'expliquent les résultats peu satisfaisants obtenus dans le traitement des conjonctivites, des kératites vascularisées et les échecs éprouvés contre le pannus épais et l'injection persistante après l'avancement capsulaire dans le strabisme. Les avantages néanmoins que présente l'application de l'extrait surrénal soit comme hémostatique dans les interventions chirurgicales sanglantes, soit comme un adjuvant pour permettre l'action anesthésique de la cocaïne sur les yeux enflammés, ces avantages ne restent pas moins entiers.

C'est pourquoi, la conservation difficile, l'altération rapide par fermentation des différents extraits préparés avec la glande fraîche ou la poudre de la glande desséchée, l'imperfection de la préparation suivant les glandes employées, et l'inconstance dans les effets des différents extraits faisaient ardemment désirer qu'on fût en possession d'un corps stable nettement défini et possédant une action vaso-constrictive toujours la même.

Dès 1896, on essaya d'isoler la substance active des

capsules surrénales. En 1901, Takamine et Aldrich arrivent à préparer l'*adrénaline*.

L'adrénaline, poudre blanche micro-cristalline, se dissout facilement dans l'eau. A l'état sec, elle est stable et se conserve presque indéfiniment. En solution au contraire, elle s'oxyde sous l'influence de l'air et de la lumière. Cette altération, qui s'accuse par la coloration en brun des solutions, est évitée si l'on y ajoute de l'acide chlorhydrique et de la chlorétone et si l'on conserve les solutions dans des petits tubes de verre coloré.

C'est sous cette forme qu'on trouve d'ailleurs l'adrénaline dans le commerce. Mais, ajouterai-je avec Chevalier, « *les produits, mis en circulation sous des étiquettes plus ou moins similaires, n'ont ni la même apparence ni la même toxicité, ni le même pouvoir vaso-constricteur* ».

Les solutions sont au millième et toutes les fois qu'un tube a été ouvert, il doit être utilisé dans les vingt-quatre heures.

La chaleur ne modifie en rien l'action vaso-constrictive de l'adrénaline dépassant mille fois en puissance celle de l'extrait surrénal. De même l'association, pour sa conservation, de la chlorétone dont la propriété vaso-dilatatrice est connue, n'atténue pas son pouvoir vaso-constricteur et décongestionnant. Celui-ci n'a pas d'effet cumulatif.

La solution d'adrénaline appliquée sur l'œil n'attaque pas l'épithélium de la cornée ; sa pénétration dans la chambre antérieure, après la kératotomie, n'amène non plus aucune irritation.

La région qu'elle a touchée devient exsangue (Mousset) au point qu'une solution de continuité des tissus, faite au bistouri, ne donne pas ou presque pas de sang. La vaso-constriction est immédiate et profonde : l'œil prend un *aspect porcelanique*, caractéristique. Mais, sa durée, oscillant entre quelques minutes et deux heures, n'est pas proportionnelle à la quantité du liquide instillé ; elle paraît être en raison inverse de la vascularisation et de l'inflammation des tissus (Brissot). C'est que, l'action vaso-constrictive est, dans ses effets, différente suivant les sujets et l'état de vascularisation des membranes de l'œil. Souvent, lorsqu'il s'agit d'intervention chirurgicale, elle peut être suivie d'une vaso-dilatation secondaire réflexe paralytique (Chevalier), susceptible de donner lieu à une hémorragie contre laquelle l'adrénaline est impuissante.

Les vaisseaux du fond d'œil restent insensibles à l'action de l'adrénaline, employée en instillations ou en injections sous-conjonctivales (Landolt).

Pour beaucoup, les conjonctivites catarrhales (Perret), les conjonctivites sèches (Vignes et Terson), les sclérites, les kératites interstitielles, sont une indication de l'emploi de l'adrénaline. Sans supprimer la maladie elle-même, il est vrai qu'elle diminue ou fait disparaître les phénomènes réactionnels. Mais cet effet bienfaisant, passager et transitoire peut être, malheureusement, suivi d'une aggravation des symptômes congestifs, à tel point qu'il est permis de se demander si l'on est autorisé dans ces conditions de recourir à cette arme à double tranchant. D'ailleurs, dans les kératites elle est plus nuisible qu'utile. Sans avoir aucune influence sur la tension intra-oculaire, elle serait, en outre, susceptible d'accroître l'action des mydriatiques, dans le traitement des iritis et celle des myotiques, pour le glaucome. Ici, comme tout à l'heure, je ferai la même réserve, la vaso-dilatation secondaire pouvant être dangereuse.

Plus utile et plus important me paraît le rôle que joue l'adrénaline en chirurgie. Son action rend des services dans les interventions qui donnent lieu à une effusion de sang, susceptible de gêner l'opérateur. A ce titre, on l'emploiera pour le brossage des granulations, dans les opérations intéressant la conjonctive : péritomie, ptérygion, extirpation des tumeurs, etc. On instille deux à six gouttes d'adrénaline à 1 millième en deux ou trois fois.

Dans les cas de glaucome, il peut être utile de se servir de l'adrénaline, pour pratiquer l'iridectomie. Non seulement, elle pourra favoriser l'action de la cocaïne et l'opération sera moins douloureuse, mais encore elle réduira beaucoup l'hémorragie.

Elle faciliterait, enfin, le cathétérisme des voies lacrymales.

Bobone déclare, dangereuse, l'application de l'adrénaline en chirurgie oculaire et Bouchard signale des accidents du côté de la cornée.

2. — **Dionine.** — Une nouvelle venue en thérapeutique oculaire, la dionine, ne semble pas avoir joui de la

même bonne fortune que sa contemporaine, l'adrénaline, à en juger par l'accueil réservé qui lui a été fait d'une façon à peu près générale. Et cependant, c'est un médicament qui, bien manié et employé avec discernement, peut rendre des services.

C'est une morphine éthylée qui fut, d'abord, appliquée en thérapeutique générale, comme succédané de la morphine et de la codéine. Wolffberg, à la suite de travaux sur la péronine, l'employa en oculistique. Darier l'introduisit en France. Son étude chimique et physiologique fut faite par Bourdeaux qui a publié un travail très complet sur la question. Signalons, aussi, un article tout récent de Marquez de Madrid.

Déposée en nature ou en solution concentrée dans le sac conjonctival, la dionine amène une injection considérable, un larmoiement abondant et ensuite, une exsudation séreuse qui soulève la conjonctive en un chémosis plus ou moins marqué. Ces phénomènes, appelés par Wollfberg *dioninophtalmie* et par Bourdeaux *réaction dionique*, amènent des modifications dans la circulation intra-cornéenne et dans les échanges oculaires, modifications qui paraissent consister en une augmentation de l'excrétion suivie d'un accroissement de la sécrétion ciliaire.

Cette action favorable sur la vitalité de l'œil semble être fonction de l'intensité des phénomènes réactionnels et malheureusement, elle paraît être très variable suivant les individus. On peut la renforcer par l'application consécutive de la chaleur, surtout de la chaleur humide. Mais, malgré tout, il faut reconnaître que, parfois, cette réaction salutaire fait à peu près défaut.

Dans ces cas de réaction faible, il ne faut attendre de la dionine qu'une analgésie, qui semble résulter d'une imprégnation des extrémités nerveuses et qui dure environ deux à trois heures. Cette analgésie, elle-même, est inconstante et peut quelquefois manquer.

De ses propriétés physiologiques, découlent les indications de la dionine. Elle sera employée dans toutes les affections douloureuses où la cocaïne se montre insuffisante et où tout a échoué. Ce sont : les iritis, les iridocyclites et le glaucome. De plus, on tirera un réel bénéfice de son usage dans les affections cornéennes, ulcères, abcès, infiltrations suppuratives ou non, pannus trachomateux et, surtout, dans le traitement de la kératite interstitielle à condition que le sujet présente des phénomènes réactionnels notables.

Toute conjonctivite est une contre-indication formelle de son emploi. Aussi, il faut s'abstenir ou attendre que la conjonctivite soit guérie dans le traitement des affections cornéennes qui en dépendent.

On se sert de la poudre de dionine, qu'on dépose dans le cul-de-sac conjonctival inférieur ou de solutions aqueuses à 1, 2 et 5 p. 100 en collyre, seule ou associée, à d'autres substances actives.

Son application est, toujours, suivie de cuisson plus ou moins vive suivant les individus. Mais ce symptôme désagréable disparaît, au bout de deux ou trois minutes. Parfois, il peut persister et devenir gênant ; c'est ce qui s'observe surtout lorsque la conjonctive est enflammée.

On prescrit :

Dionine pure	0,50 centigrammes
Eau distillée	10 grammes

Instiller deux gouttes de ce collyre dans le cul-de-sac conjonctival inférieur,une fois par jour.Appliquer ensuite une compresse chaude enveloppée.

On peut, encore, conseiller et prescrire dans les cas d'iritis :

Dionine pure.	0,20 centigrammes
Sulfate neutre d'atropine.	0,05 —
Eau distillée	10 grammes

Lorsqu'il s'agit de glaucome ou d'iritis avec synéchies et exsudats,Bourdeaux conseille de produire, d'abord,une dérivation énergique, au moyen d'une application de dionine en nature, puis, après une demi-heure, recourir à l'instillation du myotique ou du mydriatique suivant les cas. La dionine peut être incorporée dans la vaseline. Le docteur Bousquet et moi avons essayé de dissoudre la dionine dans les huiles végétales. Nos tentatives sont restées sans résultats.

CHAPITRE VI

AGENTS PHYSIQUES

J'étudierai, successivement, la chaleur et le froid, l'électricité, le magnétisme et la lumière blanche ou colorée. envisagés comme moyens thérapeutiques oculaires.

§ 1. — La chaleur.

On utilise la chaleur humide ou sèche.

1. — CHALEUR HUMIDE.

Elle a toujours été l'un des premiers agents thérapeutiques pour calmer la douleur et pour amener la résorption du pus. Sans remonter aux temps hippocratiques où l'on trouve, entre autres applications chaudes, la pomme cuite, la figue cuite, au siècle dernier, les compresses humides et les cataplasmes ont joui d'une certaine faveur. Gwelin, Bilger et Giptheil recommandent, avec insistance, pour faire résorber le pus, d'employer le jour, pendant plusieurs heures, des compresses aromatisées chaudes et la nuit des cataplasmes pour plus de commodité. Plus tard, Janin a insisté, à son tour, sur les excellents effets des fomentations chaudes dans le traitement de l'hypopyon. Cette pratique s'est continuée depuis, non sans des vicissitudes diverses jusqu'à l'époque où Mackenzie, Jacobson, Lawrence, Sœmisch et Græfe surtout, ont fixé l'importance réelle qui s'attache à cette méthode de traitement.

Voici, à ce sujet, les idées de Græfe telles qu'elles ont été exposées par Carter : « *Les applications humides agissent par leur température principalement sur les parties antérieures du globe. Elles conviennent dans les inflammations de la cornée et de la conjonctive.* »

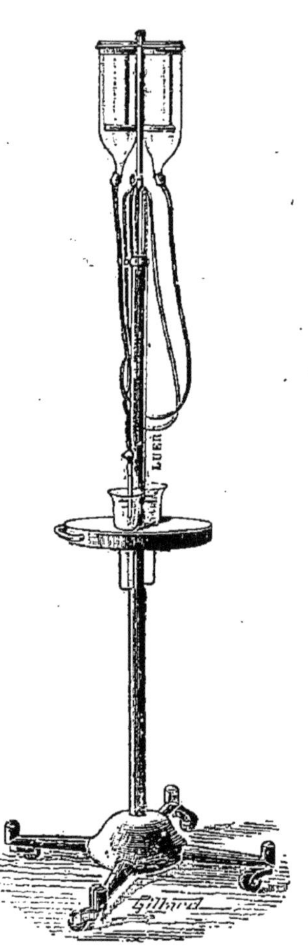

FIG. 14. — Appareil laveur à élévation.

Procédés d'application de la chaleur. — Les procédés d'application de la chaleur humide sont variés. Ce sont : les lotions, les irrigations, les fomentations, les cataplasmes, les douches et les pulvérisations.

IRRIGATIONS ET LOTIONS. — Les irrigations se pratiquent avec une poire en caoutchouc ou un appareil laveur. Les lotions sont d'un usage journalier et se font au moyen de tampons d'ouate, imbibés d'un liquide approprié où ils ne doivent jamais être retrempés pour servir à nouveau.

Le but des unes et des autres est de nettoyer les paupières, les culs-de-sac conjonctivaux, en enlevant et en entraînant les sécrétions septiques qui les souillent et d'exercer une action prophylactique ou curative. Nécessaires avant et après les opérations, dans les cas de traumatismes, elles devront être faites avec de l'eau qui aura bouilli et dans laquelle on aura dissous, au besoin, un antiseptique au titre approprié. Utiles dans le traitement des affections palpébrales ou conjonctivales, elles sont indiquées, dans les infections graves, avec des solutions antiseptiques et, dans les cas légers, avec de l'eau bouillie, des infusions aromatiques ou émollientes. Elles préparent, ainsi, le terrain, en le débarrassant des débris épithéliaux et des sécrétions, à bénéficier de l'action des collyres.

Dans la majorité des cas, pour ne pas dire toujours, ce sont surtout les culs-de-sac conjonctivaux supérieurs et inférieurs qu'il importe de laver, d'irriguer, avec le soin le plus minutieux. Et qu'il s'agisse d'irrigations chaudes ou d'irrigations froides, l'usage des releveurs de Desmarres (fig. 15), ou du blépharostat est de toute nécessité.

Parmi les blépharostats, celui du Dr Pley (fig. 16), dont il existe deux modèles pour les adultes et les enfants, rend les plus grands services.

On le place tout comme s'il fallait écarter les paupières. Au moment de l'irrigation, pour que le jet du liquide arrive dans les culs-de-sac conjonctivaux, on relève le corps de l'écarteur en l'attirant directement à soi. Cette manœuvre, sans déplacer l'écarteur, soulève les paupières et déplisse la muqueuse des culs-de-sac conjonctivaux

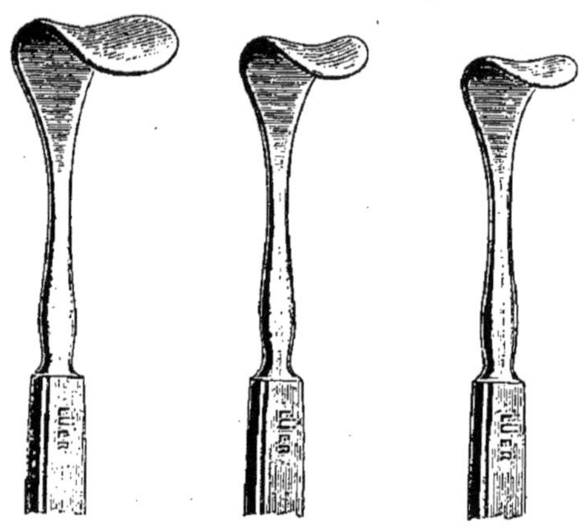

Fig. 15. — Releveur de Desmarres.

dont les plus petits recoins sont, ainsi, touchés par le liquide antiseptique. Le fenêtrage, en outre, des cuillers qui ont la forme d'un V laisse à nu le muqueuse tarsienne

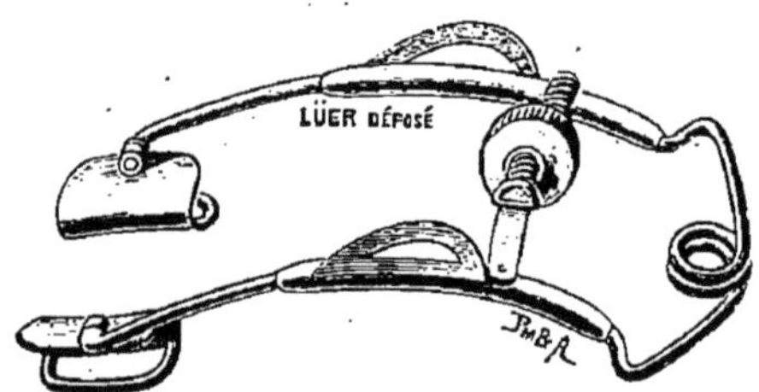

Fig. 16. — Blépharostat pour enfants du Dr Pley.

qui, à son tour, est soumise à l'influence de l'irrigation.

Je n'ai pas besoin d'insister sur l'importance d'un lavage soigneux et profond, dans les cas de conjonctivite purulente en particulier.

Le Professeur Truc (de Montpellier) fait des irrigations chaudes à 40°, dans la conjonctivite granuleuse et la conjonctivite phlycténulaire. Il s'en est bien trouvé, aussi, dans les iritis et les irido-cyclites de cause générale ou externe.

Pour les infusions aromatiques ou émollientes, on prescrit dix grammes de substances végétales pour un litre d'eau. On donnera la préférence, aux fleurs de sureau (sambucus nigra), de guimauve (althæa officinalis), de camomille (matricaria nobilis multifida), ou bien aux feuilles de thé (thea sinensis), de fenouil (fœniculum capillaceum), ou encore aux fleurs et aux feuilles du mélilot bleu (melilotus cœrulea). Toutefois, à cause de son principe amer, la camomille peut être irritante ; aussi, doit-on éviter son emploi dans les cas de conjonctivite aiguë.

Un autre mode de lavage de l'œil consiste en *bain d'œil*. Le vase spécial, réservé à cet usage, porte le nom d'*œillère* et est connu depuis des siècles. Je n'en suis point partisan : non que je refuse au bain d'œil une action réelle en certaines circonstances, mais l'œillère présente, entre autres inconvénients, d'abord celui d'être d'une capacité insuffisante pour l'effet utile et ensuite, d'exposer le malade à une contamination possible d'un œil à l'autre.

Cataplasmes et fomentations. — Par les services précieux qu'ils rendent, les cataplasmes et les fomentations peuvent être considérés comme un adjuvant puissant dans le traitement de nombreuses affections oculaires aiguës et chroniques. Mais, pour être réellement efficaces, leur application doit être faite selon certaines règles invariables qu'il est indispensable d'observer sous peine d'aller à l'encontre du but visé. Il faut, que l'action de la chaleur humide soit continue, constante et supérieure à la température de la région et qu'à aucun moment elle ne lui devienne inférieure.

a) Les *cataplasmes* sont des bouillies ou pâtes molles faites avec la farine de graines de lin, la fécule de pomme de terre, la poudre de guimauve, la mie de pain, au choix, et de l'eau. Le plus ordinairement employé est celui de farine de graines de lin, qui se prépare de la façon suivante : on délaie une partie de farine de graines de lin fraîche dans trois parties d'eau stérilisée à la température ordinaire de manière à former une bouillie liquide et homogène, qu'on fait cuire jusqu'à consistance convenable, en ayant soin d'agiter continuellement pour éviter la formation de grumeaux et obtenir ainsi un cataplasme homogène ni trop épais, ni trop liquide. Cette bouillie est ensuite étendue, soit entre deux linges, soit sur un carré de vieux linge qu'on recouvre d'un morceau de gaze, de tulle ou de tout autre tissu léger.

Le cataplasme doit être suffisamment épais afin de conserver l'humidité et la chaleur sans l'être trop cependant, car, alors, il pourrait provoquer, par son poids de la fatigue et des douleurs sur les tissus enflammés. Il ne faut pas aussi qu'il dépasse de beaucoup le pourtour de l'orbite mais qu'il ait les dimensions d'une pièce de cinq francs. Ses bords, enfin, seront uniformément arrondis, sans quoi, ils durciraient et deviendraient une cause d'irritation.

Ainsi préparé, le cataplasme est appliqué bien chaud sur l'œil, les paupières étant fermées. Toutefois, une précaution expresse sans laquelle le résultat visé serait manqué, par le fait de l'abaissement rapide de la température, consiste à le recouvrir, une fois en place, d'un tissu imperméable tel que le taffetas chiffon ou gommé qui dépassera en largeur, de tous côtés, de 1 centimètre au moins. On applique, ensuite, un carré de flanelle par dessus et on en assure le maintien par une pression modérée avec une bande de Velpeau ou de coton souple. Dans ces conditions, le cataplasme conserve sa chaleur avec de légères variations, pendant deux ou trois heures au moins, de telle sorte qu'il suffit de le renouveler cinq ou six fois dans les vingt-quatre heures.

C'est au cataplasme de farine de graines de lin que je donne la préférence, à moins que le malade éprouve une répugnance pour lui, à cause de son odeur *sui generis* et de sa couleur. Il me paraît être le meilleur par la raison que, contenant une grande proportion d'huile de lin, il se refroidit bien plus lentement que les autres : ceux de fécule de pomme de terre, de mie de pain, de farine de riz ou d'amidon. Dix parties d'eau pour une partie de ces farines sont les proportions pour la bonne préparation de ces derniers.

Il faut néanmoins, comme il a été dit précédemment, qu'il soit bien préparé avec de la farine de lin fraîche ; autrement, il ne manquerait pas d'exercer une action irritante sur la peau fine des paupières.

Un grand nombre d'observations suivies, tant à l'Hôtel-Dieu que dans la clientèle privée, me permettent d'affirmer la supériorité des cataplasmes sur les autres topiques du même ordre, fait d'ailleurs proclamé par A. de Græfe le premier.

On a imaginé, il y a quelques années déjà, des espèces de cataplasmes extemporanés dits *ouataplasmes* composés d'une toile imprégnée d'une substance mucilagineuse. Cette toile — au moment de l'usage — est humectée, quelques instants, dans l'eau chaude et appliquée ensuite, par sa surface onctueuse, aussi recouverte avec une étoffe vernie. C'est là une application commode et expéditive, mais qui amène quelquefois une irritation désagréable.

b) Les *fomentations* sont d'un usage fréquent et doivent toute leur action à l'eau chaude. Ils remplaceront les cataplasmes, lorsque ces derniers ne pourront être supportés par le patient soit à cause de leur odeur, soit à cause de leur poids ou parce que leur confection lui est incommode et difficile.

On se sert de compresses, ou de rondelles de ouate hydrophile qu'on trempe dans l'eau chaude ou des infusions aromatiques chaudes à 40° environ. Après les avoir retirées et les avoir aussi bien exprimées entre deux serviettes par exemple, elles sont appliquées sur l'œil recouvertes de taffetas gommé et maintenues par un tour de bande. On a le soin de les renouveler toutes les cinq minutes, pendant une demi-heure et on répète cette application trois ou quatre fois par jour, suivant les cas.

Le principe aromatique de l'infusion est sans importance, à moins qu'il ne soit légèrement antiseptique tel que le fenouil.

Douche. — La douche qu'on ne saurait trop recommander est un autre mode d'application de la chaleur humide qui consiste à projeter, sur les paupières closes, un jet de vapeur fourni par l'appareil très connu de Lourenço (fig. 17). Celui-ci est composé, essentiellement, d'un générateur de vapeur et d'un tube de dégagement qui est bifide, lorsqu'il s'agit des deux yeux.

Une précaution capitale est d'éviter la projection sur les tissus, de gouttelettes d'eau, à une température élevée, souvent entraînées par le jet de vapeur. Le meilleur moyen réside dans la protection de la figure, par un linge fin qu'on moule sur les saillies de la face. La vapeur, à sa sortie de l'appareil, se trouve à une température notablement plus basse que le point d'ébullition et comme cette température s'abaisse encore en raison inverse de la distance, il y a intérêt à approcher le patient le plus près possible de l'appareil, à 15 où 20 centimètres.

On peut, d'ailleurs, se rendre compte de la température du jet de vapeur avec la paume de la main, température qui est constante.

Il sera prescrit, sans inconvénient, tous les jours ou tous les deux jours, une séance de vaporisation dont la durée ne devra pas dépasser quinze à vingt minutes.

Pulvérisations. — Dans certaines dermatoses des paupières, il sera utile de faire agir, sur elles, des liquides réduits en gouttelettes extrêmement fines. On se servira

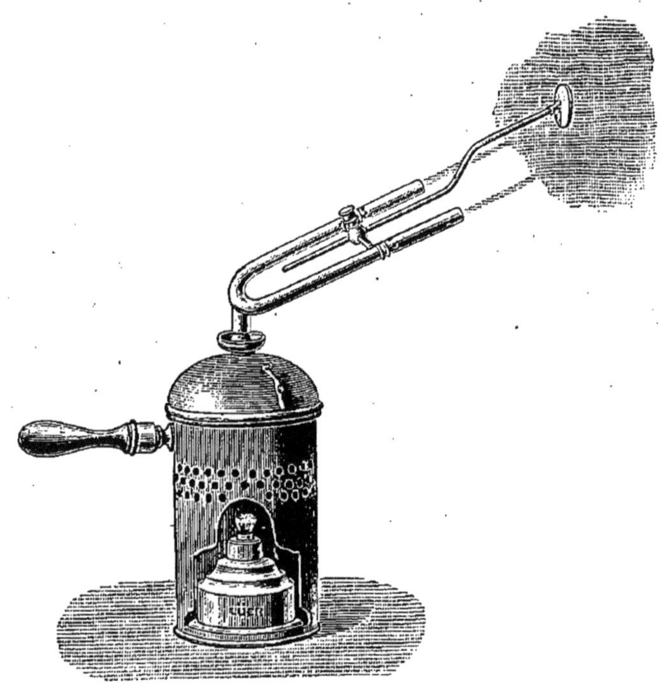

Fig. 17. — Vaporisateur de Lourenço.

pour cela, d'un pulvérisateur ordinaire (fig. 18) et d'une solution médicamenteuse chaude ou d'une eau minérale, par exemple l'eau cuivreuse de Saint-Christau mise en honneur par Bazin et Tillot, celui-ci ancien médecin-inspecteur de cette station.

Durée d'application et action de la chaleur. — Dans

l'application des cataplasmes, des fomentations et de la douche, il faut se laisser guider par l'effet produit et les sensations du malade, pour espacer ou suspendre leur emploi. Tant que la douche, la fomentation ou le cataplasme n'éveillent aucune sensation désagréable, il y a lieu de persévérer dans leur usage. Au contraire, on doit

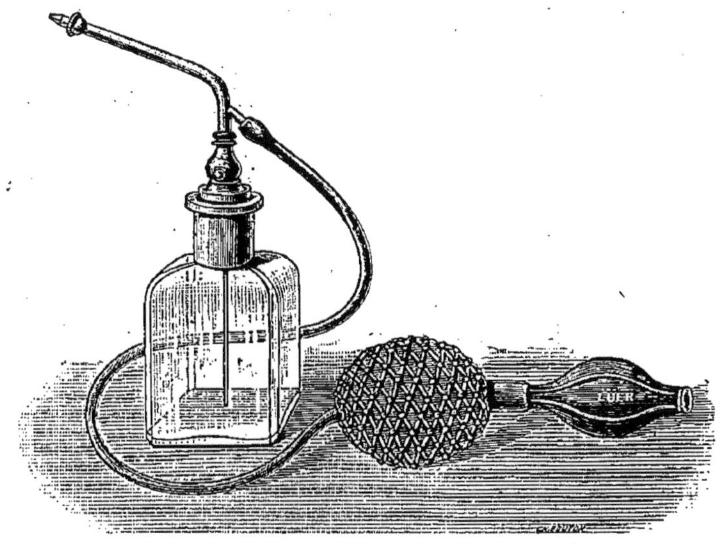

Fig. 18. — Pulvérisateur Richardson.

l'espacer puis le suspendre à l'arrêt de l'effet utile et sitôt que le malade se plaint d'en être incommodé, comme de Græfe en a fait la judicieuse remarque, et Panas ne cessait de nous le répéter.

Au point de vue de son action, la chaleur humide peut être considérée, comme un vaso-dilatateur puissant jouissant, en même temps, d'un pouvoir éminemment sédatif. Elle active la diapédèse, elle favorise la résorption et stimule les échanges nutritifs. C'est donc dans les affections inflammatoires, à marche traînante, et les exsudations, à résorption lente, qu'elle trouve ses indications, combinée bien entendu avec les autres traitements.

De ce nombre sont : les iritis, les sclérites, les kératites phlycténulaires, les kératites vasculaires superficielles, les kératites suppuratives, les kératites interstitielles.

Dans la kératite interstitielle, en particulier, la première action favorable des topiques chauds réside dans la vascularisation de la cornée, sans laquelle ne peut se faire la résorption des produits plastiques des fibres du parenchyme cornéen.

C'est là une particularité dont il faut toujours prévenir les malades ou les parents, sans quoi, alors qu'il s'agit en réalité de l'acheminement vers un effet utile voulu et escompté, les uns et les autres pourraient croire à une aggravation de la maladie.

2. — Chaleur sèche.

Tout récemment, Maddox (de Bournemouth) a préconisé, dans certaines affections oculaires, la chaleur sèche au moyen d'un fil métallique fin, tourné en spirale sur une rondelle de flanelle et porté à une certaine température par le courant électrique. Mais elle est, généralement, employée sous forme de cautères métalliques en ignition. Son importance est considérable.

Les cautérisations, très familières aux anciens, se faisaient avec un grand nombre de substances : huile, eau bouillante et divers métaux : or, argent, cuivre, plomb et fer surtout. Hippocrate rapporte que les Scythes et les Nomades en faisaient grand usage. Linné, le grand naturaliste, nous apprend que les habitants de la Laponie suédoise ne connaissaient pas, au siècle dernier, de plus grand remède que le feu dans toutes les maladies, même dans celles des yeux.

Le cautère actuel était employé, en ophtalmologie, dès

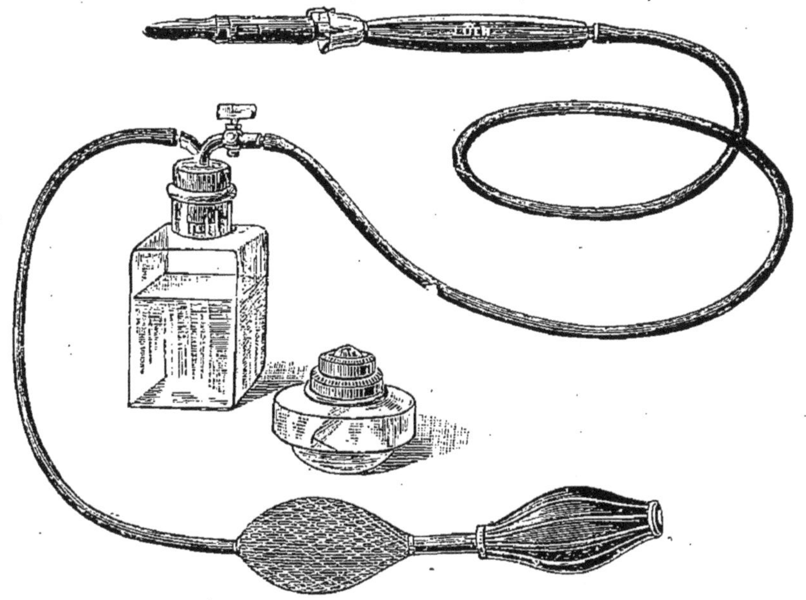

Fig. 19. — Thermo-cautère Paquelin.

l'époque gréco-romaine comme en fait foi Paul d'Egine, qui parle du traitement de l'Ægylops (tumeur et fistule lacrymale) par le *cautère à Ægylops*. A une autre époque, on cautérisait le sac lacrymal avec du plomb fondu.

Aujourd'hui, nous possédons des instruments plus faciles à manier et dont on peut graduer l'incandescence. Ils présentent, en outre, l'avantage de s'éteindre à la volonté de l'opérateur. Ce sont le thermo-cautère Paquelin (fig. 19) et le galvano-cautère. Le premier, en platine, est alimenté par un mélange d'air et de vapeurs d'essence de pétrole ; le second est formé d'une anse en fil de platine rougi par le courant électrique.

C'est vers 1883 que Collin parvint à nous donner, du thermo-cautère Paquelin, un type spécialement construit pour les besoins de la thérapeutique ophtalmologique.

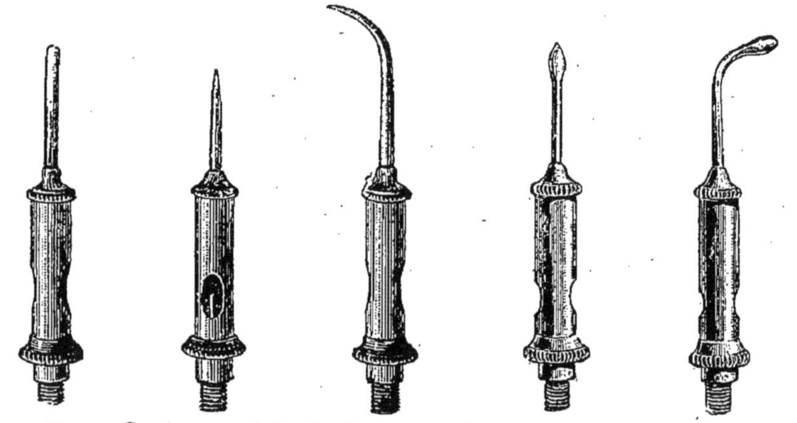

Fig. 20. — Couteau, pointe droite et courbe et pointe à olive droite et courbe du thermo-cautère.

La partie cautérisante est en forme de couteau, en pointe effilée droite ou courbe, en olive droite ou courbe, etc., pour répondre à toutes les nécessités et permettre de limiter l'action de la cautérisation (fig. 20). De plus, l'incandescence du cautère est uniforme et soutenue.

On lui a reproché, cependant, de développer de la chaleur rayonnante préjudiciable pour des tissus aussi délicats que celui de la cornée. Cet inconvénient serait, surtout, marqué dans les cas de cautérisation des ulcères de cette membrane. Crainte exagérée. En ne chauffant pas le cautère au delà du rouge sombre parfaitement suffisant, dans tous les cas, on évite cet effet fâcheux. Aussi, est-ce à tort, à notre avis, que certains praticiens tiennent exclusivement au galvano-cautère. Celui-ci réunit, assurément, toutes les qualités d'un bon cautère, mais il ne faut pas oublier qu'il nécessite des accumulateurs, une surveillance constante des générateurs et des électrodes qui, souvent mis hors d'usage, pendant que l'appareil sommeille, peuvent faire défaut au moment utile.

Qu'on se serve de l'un ou de l'autre de ces instruments, il faut procéder, rapidement, à l'opération et avec la sûreté voulue pour n'agir ni plus profondément que cela n'est nécessaire, ni au delà des limites indiquées.

On a recours à la cautérisation, comme moyen révulsif et modificateur des tissus, sous la forme de pointes de feu, plus rarement de raies. On s'adresse à elle encore comme moyen ectrotique, pour éliminer des foyers ulcéreux purulents nécrotiques ayant de la tendance à envahir les parties voisines saines.

Donc, elle trouve ses indications dans les fistules lacrymales, les kératites suppuratives, l'infiltration septique des lèvres d'une plaie cornéenne consécutive à une opération, la panophtalmie, le décollement de la rétine, etc.

Pour la cautérisation du sac lacrymal, il faut, une fois l'incision au bistouri de la paroi faite, protéger la peau avoisinante soit au moyen d'un petit spéculum bivalve qu'on place entre les lèvres de la plaie, soit avec une plaque de coton mouillé, trouée au centre, pour laisser passer le thermo-cautère.

Lorsqu'il s'agit d'ulcère serpigineux et rodens de la cornée, il est prudent d'empiéter quelque peu sur les parties environnantes qui se présentent sous la forme d'un encadrement plus ou moins opalescent et légèrement saillant. Cette façon de procéder a pour but d'arrêter l'extension de l'ulcère et c'est ainsi, qu'on parvient à éteindre le foyer infectieux. Dans tous les cas, il

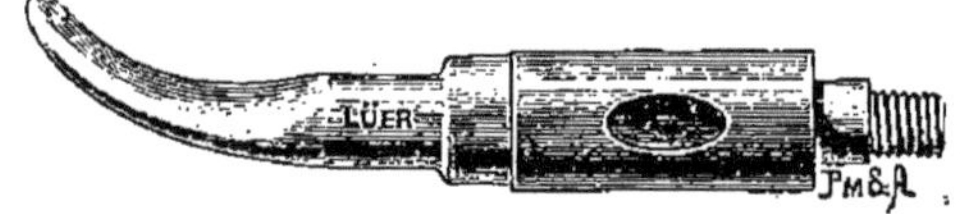

FIG. 21. — Couteau du Pr de Lapersonne pour l'exentération ignée.

faut bien se garder de perforer la cornée en cautérisant profondément, comme on le ferait, de propos délibéré, avec un fin thermo-cautère ou la pointe du galvano-cautère pour certains staphylomes irido-cornéens ou le kératocone. Ici, on pousse la cautérisation jusqu'à ce que jaillisse l'humeur aqueuse.

Dans deux cas de dystrophie marginale symétrique des deux cornées, ayant entraîné un astigmatisme considérable, la cautérisation ignée a donné, entre les mains du Dr Terrien, d'excellents résultats en faisant disparaître l'astigmatisme.

Le thermo-cautère en chirurgie générale, construit d'après les indications du professeur de Lapersonne, en forme de couteau légèrement courbe (fig. 21), est indispensable pour la bonne exécution de l' « exentération ignée ». Cette intervention est indiquée dans les cas de panophtalmie. Pratiquée à l'Hôtel-Dieu, elle a toujours donné les meilleurs résultats ; elle arrête le processus infectieux, supprime la douleur, et laisse un moignon permettant une bonne prothèse.

Contre le décollement de la rétine, des pointes de feu seront pratiquées, sur la conjonctive, en couronne ou horizontalement à 6 ou 7 millimètres de la cornée.

Enfin, on aura recours à l'ouverture ignée de certaines collections purulentes susceptibles d'infecter les lèvres de la plaie faite au bistouri, la chaleur devant être envisagée comme un des meilleurs et des plus sûrs antiseptiques.

§ 2. — Le froid.

Hippocrate a, nettement, donné les indications du froid qui fut surtout préconisé par Larrey, Sanson, Amussat, Sichel, Chassaignac, Streatfield, Baudens et Fournier.

Les applications du froid, en thérapeutique oculaire, sont de beaucoup plus restreintes que celles de la chaleur.

1. — **Froid par évaporation.** — Des deux méthodes en usage, la première consiste à appliquer sur l'œil, les paupières étant fermées, des rondelles de ouate hydrophile stérilisée, de gaze ou de lint aseptiques, après

les avoir trempées dans de l'eau stérilisée ou additionnée d'un antiseptique doux tel que l'acide borique à 3 p. 100. Mais, pour que l'action du froid se fasse efficacement sentir, il faut avoir le soin de ne jamais superposer, l'une sur l'autre, plusieurs de ces rondelles, sans quoi, en ne se prêtant pas à une évaporation constante, elles arriveraient à s'échauffer rapidement. C'est pour cette même raison qu'il est bien recommandé de fixer les compresses, non avec une bande, mais tout simplement avec un ruban plat qu'on attache autour de la tête. A moins de suppuration profuse, où il est nécessaire de renouveler les compresses fréquemment, aussitôt qu'elles sont souillées, il est préférable de laisser la rondelle de ouate ou de gaze en place et de l'humecter souvent, en y faisant tomber, goutte à goutte, un liquide réfrigérant qui, par capillarité, imbibe les couches les plus profondes.

L'eau, à la température de la chambre, suffit en hiver. L'été, surtout, lorsqu'il s'agit d'inflammation avec gonflement intense des tissus, on devra maintenir l'eau bouillie ou la solution antiseptique, à une température fraîche au moyen de la glace.

En appliquant, de cette manière, la compresse évaporante, on constate ce qui suit : si, au début, elle doit être souvent, très souvent humectée ou renouvelée à cause de l'évaporation rapide du liquide, on arrive, à mesure que le processus inflammatoire et suppuratif s'amende, à pouvoir espacer les humectations ou le renouvellement. La compresse évaporante réalise, ainsi, une sorte d'appareil hygrométrique traduisant la décroissance du processus inflammatoire.

La température plus ou moins basse, du liquide employé, importe moins que la constance et la régularité de son évaporation qui doit soustraire et soustrait un nombre incalculable de calories. Ce fait est connu, d'ailleurs, depuis longtemps, en hydrothérapie, où l'on obtient les applications dites décongestionnantes avec des compresses trempées dans l'eau froide ou même glacée, à la condition de s'opposer à toute évaporation, par l'emploi d'une enveloppe imperméable.

Inversement, ces mêmes compresses, fussent-elles trempées dans l'eau chaude, constituent une application froide, si l'on a soin de favoriser l'évaporation, en s'abstenant de les recouvrir.

2. — **Froid sec.** — Il n'y a aucune parité d'action à établir entre cette première méthode d'application du froid par les compresses évaporantes et la deuxième qui consiste en l'usage d'un sac de caoutchouc contenant de la glace. Ici, il s'agit du froid sec dont l'action, par pur contact, décroît à mesure que la glace fond et cesse même pour faire place à une vive réaction, sitôt qu'elle est entièrement fondue. De là, la nécessité d'une grande surveillance, chose possible à la rigueur en ville et difficile dans les hôpitaux, sans parler de l'inconvénient que présente le sac de glace d'exercer, sur l'œil enflammé, une pression douloureuse.

Comme bien on pense, on a cherché à parer aux variations de la température.

L'application des tubes de Leiter paraissait pouvoir réaliser ce desideratum. C'est ainsi qu'on imagina un appareil représentant la forme d'une calotte ou d'un tampon qui renferme la spirale des tubes de Leiter (fig. 22). Des deux extrémités de ces tubes, l'une est adaptée à un tube de caoutchouc qui plonge dans un récipient en verre placé à 1 mètre environ de hauteur ; l'autre se continue avec un second tube de caoutchouc servant de décharge du courant d'eau qui vient du susdit récipient.

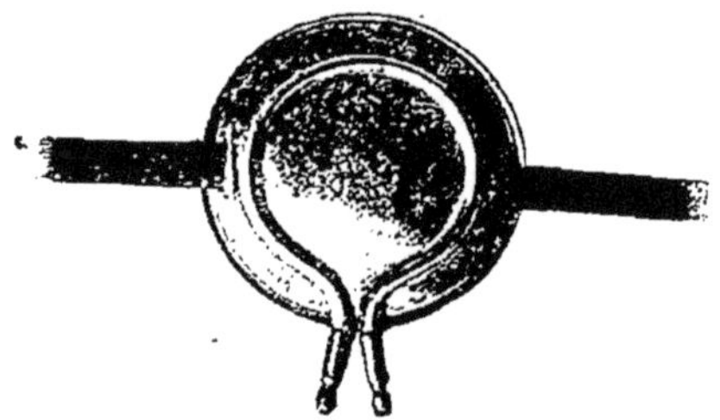

Fig. 22. — Tampon Leiter.

Avec l'appareil hydro-thermo-mélangeur de Marco Trèves présenté au Congrès d'hydrologie de Grenoble (octobre 1902) par Raffegeau, on peut donner à l'eau un degré de température variant entre 0° et l'ébullition d'une façon instantanée, exacte et constante.

Tout cela constitue un dispositif peu commode exigeant même une installation spéciale, difficile, sinon impossible à exiger des malades de la ville. Il commande l'immobilité absolue et constante de la tête du patient et présente le même inconvénient d'agir, comme la glace, par pur contact et non par évaporation. D'ailleurs, il n'est pas prudent de faire sur l'œil des applications prolongées du froid à 0°, car, si les tissus, et en particulier la cornée, sont menacés de sphacèle, le froid intense en diminuerait encore la vitalité déjà très compromise.

Action du froid. — Contrairement à la chaleur, le froid resserre les capillaires et restreint la diapédèse des globules blancs qui, en se nécrosant une fois sortis des vaisseaux, servent d'aliment au travail suppuratif supposé établi. C'est ce qui ressort des expériences de Schültze et de Ranvier. Ces auteurs ont, en effet, démontré que, si les mouvements amiboïdes des leucocytes deviennent de plus en plus rapides à mesure que la température s'élève de 20° à 36°, ils s'arrêtent au-dessous de 20°; les leucocytes sont en état de mort apparente et leur sortie des vaisseaux, par diapédèse, ne peut plus s'effectuer.

Sous cette influence du froid, l'exsudat fibrinoïde diminue et, dès lors, survient le dégonflement parfois rapide des tissus enflammés, comme cela s'observe facilement dans les ophtalmies des nouveau-nés. Au bout de deux à trois jours d'applications de compresses évaporantes, les paupières rouges, gonflées, difficiles à ouvrir, reprennent leur souplesse, font voir leurs rides transversales effacées par l'œdème et laissent s'écouler, facilement, le pus devenu moins abondant, plus blanc et plus fluide. Bientôt, la sécrétion purulente fait place à du mucus, et les douleurs sont calmées, ce qui n'est pas de moindre importance ; le malade étant souvent, par elles, privé de sommeil.

Durée d'application. — Les applications réfrigérantes exigent une certaine surveillance. Leur durée varie nécessairement suivant les cas. Plus l'inflammation est violente et la suppuration à craindre, plus il faut en prolonger l'emploi. L'amélioration de l'état local, l'affirmation du malade que la sensation du froid ne lui procure plus le même soulagement que par le passé, sont l'indication *physiologique* que le moment est venu de cesser les applications froides en les espaçant graduellement. Cette précaution est nécessaire. La suppression brusque peut être nuisible en amenant une réaction par trop vive et contraire à l'effet recherché.

Le froid convient, principalement, dans le traitement des conjonctivites catarrho-purulentes et purulentes graves, s'accompagnant de gonflement œdémateux des paupières et de chémosis, telles que : l'ophtalmie des nouveau-nés, l'ophtalmie épidémique d'Egypte, l'ophtalmie blennorragique chez l'adulte. Il est utile dans les cas de brûlures, de traumatismes des paupières ou du globe, en calmant les douleurs et en prévenant surtout la réaction consécutive parfois accentuée. Pas n'est besoin d'ajouter que le liquide employé, en cette occurrence, devra toujours être aseptique.

Le froid, d'après Goldzieher, favorise la résorption des hémorragies intra-oculaires récentes. A la suite de son application, on verrait très rapidement le caillot qui occupe la chambre antérieure se résorber et le vitré devenir progressivement transparent avec relèvement de l'acuité visuelle, s'il n'y a aucune lésion concomitante grave des membranes profondes de l'œil, bien entendu.

Par l'action du froid sur les tissus, on conçoit facilement que son emploi soit nettement et formellement *contre-indiqué* après l'opération de la cataracte à lambeau,dans la conjonctivite diphtéritique et dans les traumatismes de l'œil et, en général, chez les personnes affaiblies ou avancées en âge. Il y aurait à craindre une mortification des tissus dont la vitalité est déjà précaire.

§ 3. — Électricité.

Comme la chaleur, l'électricité est un agent physique d'une importance réelle par les applications qu'on en fait en thérapeutique sous les deux formes : statique et dynamique.

Les médecins ont toujours cherché à tirer le parti le plus utile des progrès que réalisait cet agent,et c'est ainsi qu'avec l'extension considérable de ses applications en médecine générale, l'ophtalmologie voyait grandir, elle aussi, le cercle de son emploi. Les recherches de Magendie, de Duchenne de Boulogne, de Guépin, de Bénédickt, d'Erb, de Le Fort, de Giraud-Teulon et d'autres, les travaux de Gillet de Grammont, de Boucheron, de Lagrange et de Pansier, etc., ont établi l'électrothérapie oculaire.

Électricité statique. — L'électricité statique produite exclusivement par des phénomènes physiques : frottement, division, pression, chaleur, etc..., est d'un usage limité en thérapeutique oculaire.

Électricité dynamique. — L'électricité dynamique est celle qui est engendrée par toutes les réactions chimiques (piles) et par les influences magnétiques, calorifiques, etc., sur les métaux (galvanisation ou faradisation). C'est l'électricité de courant par excellence, la forme la plus généralement employée. On lui demande

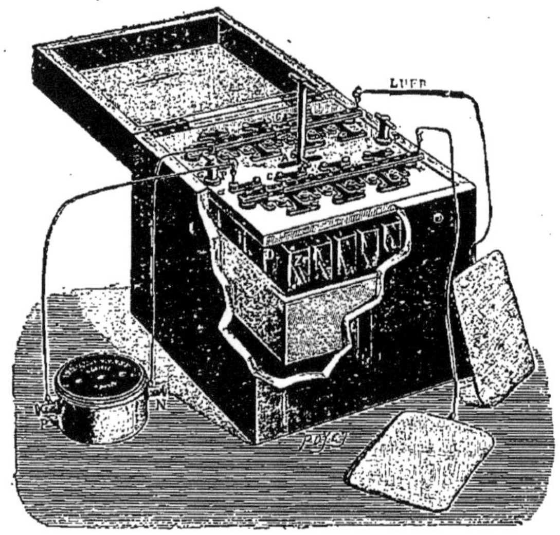

FIG. 23. — Batterie pour électrilysé.

en thérapeutique oculaire une action excitante et trophique,une action destructive ou caustique, une action électrolytique.

ACTION EXCITANTE OU TROPHIQUE. — Quel que soit l'appareil dont on se sert (appareil de Gaiffe ou piles de Trouvé) il est indispensable, suivant le conseil d'Eulenburg, d'y annexer un galvanomètre horizontal (fig. 23).

Mode d'application. — Avec Claude Bernard, Chauveau et d'autres, nous pensons que le sens du courant par rapport aux centres nerveux, centripètes ou ascendants, centrifuges ou descendants, est sans influence. Dès lors, on peut placer indifféremment une électrode, la positive par exemple, sur la région fronto-sourcilière. aux points d'émergence du nerf sus-orbitaire et nasal, et l'autre,la négative, derrière l'angle de la mâchoire, région correspondant au ganglion cervical supérieur du sympathique. La direction du courant est centripète dans cette disposition ; elle deviendrait centrifuge par l'application des pôles en sens inverse. Mais il est important de toujours se rappeler que le pôle négatif est excitateur et qu'il provoque de l'irritation et de la rougeur de la peau sur laquelle il est appliqué. D'où l'indication d'interposer toujours, au niveau de cette électrode, un linge fin trempé, au préalable, dans l'eau salée. Le pôle positif produit de la sédation.

Ainsi qu'il résulte d'une observation de Duchenne (de Boulogne), il faut éviter de placer l'électrode sur le globe à travers les paupières, vu son irritabilité et sa vulnérabilité par le fluide électrique.

Celui-ci agit concurremment sur les nerfs vaso-moteurs et trophiques, en d'autres termes, sur le trijumeau et le sympathique. Au passage du courant, on peut observer, en effet, des mouvements pupillaires (contraction et dilatation) et des modifications dans le calibre des vaisseaux rétiniens appréciables, seulement, par l'emploi de l'ophtalmo-microscope (Boucheron et Pansier). En outre, le courant, en traversant l'orbite d'avant en arrière, doit exercer une certaine action sur le nerf optique lui-même.

Lorsqu'on veut agir, à la fois, sur les deux yeux, on peut appliquer les électrodes sur les tempes. Dans certains cas, il serait à désirer que le courant pût traverser le tractus optique, depuis la rétine jusqu'aux centres sous-corticaux et corticaux en arrière. Le globe devrait lui-même se trouver dans le circuit et la possibilité de faire traverser le cerveau par un courant, reste problématique et, en tous cas, non admise par tous les neurologues.

C'est donc, jusqu'à plus ample informé, par une action indirecte sur le trijumeau et le sympathique, qu'il faut expliquer l'influence thérapeutique sur l'appareil visuel : rétine et nerf optique.

Intensité du courant. — Durée d'application. — Il est cliniquement démontré que les meilleurs effets thérapeutiques reviennent aux courants de moyenne et même de faible intensité. Les premiers ne doivent pas être prolongés au delà de 20 minutes, par séance, sous peine d'affaiblir les tissus, rétine, nerf optique, dont on se propose de relever la vitalité. Ceux, de faible intensité, peuvent être prolongés plusieurs heures durant. C'est ainsi que Le Fort a obtenu des résultats remarquables, dans les cas d'atrophie optique blanche dite encore cérébrale, par un seul couple de Daniell dont les électrodes, appliquées sur les tempes, étaient gardées par le malade toute la nuit et sans que le courant, fourni par la pile, ait déterminé la moindre déviation de l'aiguille du galvanomètre.

De même, le courant très faible à durée prolongée, nous semble préférable contre les troubles du vitré puisqu'il s'agit d'obtenir ici un effet trophique tendant à la résorption des corps plastiques ou sanguins (Giraud-Teulon).

Nous employons toujours, à l'Hôtel-Dieu, la pile de Gaiffe à 11 éléments, mais en ne faisant intervenir au début du traitement que 5 à 6 éléments. Vingt minutes sont assignées à chaque séance, répétée tous les jours, pendant quinze jours. Le traitement est repris après deux semaines de repos.

Les atrophies optiques, les amblyopies hystériques et nicotiniques, et aussi certaines paralysies musculaires sont justiciables du traitement par le courant électrique.

Action caustique. — Nous avons déjà parlé des effets thermiques du courant continu obtenu par le galvanocautère. L'électricité n'intervient ici, que comme moyen spécial de rendre l'anse de platine incandescente par suite du principe de la transformation des forces.

Action électrolytique. — Tout autre est le cas de l'électrolyse, préconisée en ophtalmologie, tout comme en chirurgie générale. Cette méthode de traitement est fondée sur la propriété du courant électrique de décomposer, d'un pôle à l'autre, les corps organiques. A cet effet, l'un des pôles, formé d'une plaque métallique recouverte de peau, est appliqué sur le front, la joue, le bras ou la paume de la main, etc., l'autre est constitué par des aiguilles de platine, de préférence, qu'on implante dans les tissus destinés à être détruits ou modifiés.

L'électrolyse trouve ses indications dans les rétrécissements du canal lacrymo-nasal, les tumeurs angiomateuses des paupières ou de la région sourcilière, le décollement de la rétine, le trachome, le trichiasis.

Dans presque tous ces cas, il faut se servir d'un courant de moyenne intensité auquel on arrive progressivement, en commençant, toujours, par un courant faible. La séance de durée variable entre 1 et 5 minutes, une fois terminée, on diminue, peu à peu, le courant sans jamais l'interrompre brusquement.

Pour les tumeurs angiomateuses des paupières ou de la région sourcilière, la plaque, reliée au pôle positif, est appliquée sur le bras et les aiguilles, en nombre variable, de 3 à 5, correspondant au pôle négatif, sont enfoncées, à une certaine distance l'une de l'autre, dans la tumeur. Ici, la séance d'électrolyse doit être plus longue et plus souvent répétée que si l'on préconise la méthode dite bipolaire qui consiste à placer, dans la tumeur, les deux pôles sous forme d'aiguilles dans l'espèce (Monoyer-Pansier).

A l'exemple de Lagrange, l'électrolyse, dans les affections des voies d'excrétion des larmes, doit être concurremment employée avec la méthode de Bowman. L'électrode négative comprend une sonde de Bowman de petit calibre qui, à sa partie supérieure, est entourée d'un corps isolant (fig. 24) et l'électrode positive est représentée par un tampon d'ouate. Celui-ci, imbibé d'eau salée, est introduit dans la narine correspondant au côté malade et la sonde de Bowman passée dans le canal nasal. On fait agir le courant de 1 à 3 minutes au bout desquelles il est aisé de constater que la sonde, primitivement bien enserrée dans le canal, se trouve plus mobile. J'ajoute de suite que cette dilatation ne persiste pas.

Suivant les conseils d'Abadie, de Terson et de Dor, il faut, pour traiter les décollements de la rétine, employer un courant très faible et pendant environ 3 à 4 minutes. On fait pénétrer dans une profondeur de 2 à 3 millimè-

FIG. 24. — Sonde du Dr Lagrange pour électrolyse du canal lacrymal.

tres, en arrière de la région ciliaire et au niveau du décollement de la rétine, une fine aiguille en platine en communication avec le pôle positif et on place, sur le bras, la plaque métallique venant du pôle négatif.

A l'instar des dermatologues, certains oculistes se sont servis de l'électrolyse, comme agent destructeur des bulbes pileux, contre le trichiasis. L'intervention est douloureuse et ne doit pas être prolongée au delà de quelques secondes. En rapport avec le pôle négatif, l'aiguille est enfoncée dans le follicule pileux (la loupe est d'un grand secours dans cette opération) alors que la plaque reliée au pôle positif est placée dans la main (Brocq, Ghisolm, Pansier).

Eclairage. — L'électricité est encore un générateur de lumière qui trouve son application en ophtalmologie.

Des lampes électriques spéciales sont très avantageuses et commodes pour l'examen de l'œil à l'ophtalmoscope. En interposant une plaque de verre légèrement

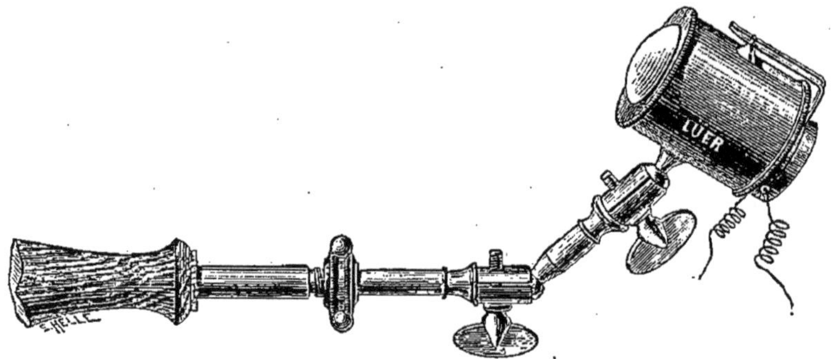

Fig. 25. — Photophore électrique.

teintée en jaune orange, on évite les méprises qui en résultent par la différence de tonalité du fond d'œil, due à la lumière électrique plus blanche que celles fournies par le gaz ou l'huile.

De même, le photophore électrique est d'un grand

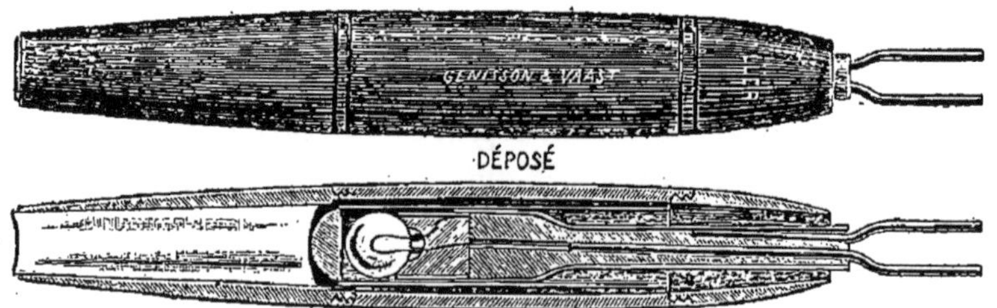

Fig. 26. — Eclaireur par contact du Dr Rochon-Duvigneaud.

secours dans l'exécution de l'opération de la cataracte nucléaire et surtout secondaire.

En outre, par l'éclairage de contact au moyen de l'éclaireur de Rochon-Duvigneaud, le diagnostic de néoplasme intra-oculaire est facilement établi (fig. 26).

Radiothérapie. — C'est encore aux agents physiques que se rattache l'action des rayons X, bien qu'ils n'appartiennent pas plus à la lumière qu'à la chaleur. On ne peut pas, cependant, les passer sous silence, car depuis quelque temps, se dessine une tentative thérapeutique de leur action. On a déjà cité, en effet, certains résultats de leur emploi dans les tumeurs malignes. Mais la statistique ne permet pas, encore, de les considérer comme efficaces d'une façon absolue et inoffensifs. Aussi, les considérai-je comme à l'étude, au point de vue thérapeutique.

Radiographie. — Je n'en dirai pas autant, par exemple, des services inappréciables que la radiographie peut rendre dans le diagnostic des corps étrangers intra-oculaires ou intra-crâniens, méthode d'exploration à laquelle Weiss, Wiesner, Klingelhofer, Bourgeois, Beclère et d'autres ont apporté de sérieux et utiles perfectionnements.

Enfin, l'utilité de la radioscopie, bien que contestée par Bourgeois, est aujourd'hui démontrée (de Lapersonne, Terrien, Beclère). Elle peut permettre de déceler et de préciser le siège exact des corps étrangers.

Radium. — Il n'est pas jusqu'au radium dont l'emploi n'ait été fait en thérapeutique oculaire. En ces derniers jours, on a utilisé ses radiations dans le traitement du lupus des paupières ou des épithéliomas et dans ce qu'on a appelé la *rééducation des aveugles* par altérations cornéennes, sans anéantissement des fonctions rétiniennes. L'avenir nous dira si cette nouvelle voie est susceptible d'assurer des progrès.

§ 4. — Magnétisme.

Il est difficile de séparer les actions magnétiques des phénomènes électriques ; aussi, placerai-je ici l'emploi du magnétisme comme moyen de diagnostic, de recherche et d'extraction, surtout, des corps étrangers intra-oculaires métalliques. Leur extraction est devenue, en effet, une méthode thérapeutique depuis les remarquables travaux de Hirschberg et de Haab.

La radiographie et la radioscopie donnent — quelle que soit la nature du corps étranger — des renseignements si précis sur sa présence et son siège que le magnétisme, dans cet ordre d'idées, se trouve indiqué en cas d'urgence, faute d'installation radiographique et, cela va sans dire, lorsque les milieux de l'œil ne permettent pas, à nos moyens d'exploration, de le déceler.

S'agit-il de déterminer la présence, dans l'œil, d'un fragment métallique, le procédé très simple de Mac Hardy peut nous éclairer. On approche, tout près de l'œil vulnéré, un aimant puissant. Sous l'influence magnétique produite par le courant, le fragment métallique se déplace brusquement dans l'intérieur du globe. Ce déplacement détermine une douleur assez forte dont l'apparition constitue un élément de diagnostic. Toutefois, la douleur peut manquer si le corps du délit est enkysté. On peut obtenir des indications plus précises, tant sur le siège exact du corps vulnérant que sur son volume, par l'emploi du magnétomètre de Gérard et du sidéroscope d'Asmus.

Ces deux appareils reposent sur le même principe : la déviation de l'aiguille aimantée (Pooley). Celle-ci se déplace lorsqu'il y a corps étranger métallique, préalablement rendu magnétique avec un aimant ou le courant galvanique.

La déviation sera d'autant plus accusée que le corps étranger est plus volumineux et plus rapproché de l'appareil.

Elle est donc « *en raison directe de la masse et en raison inverse du carré de la distance* » (Pansier). Pour la bonne exécution de l'épreuve, le patient, le médecin, ses aides et l'entourage ne doivent porter sur eux aucun objet magnétique.

La présence et le siège d'un corps étranger métallique peuvent encore être déterminés au moyen de l'explorateur de Trouvé. Cet appareil se compose d'un stylet muni de deux aiguilles reliées, par le courant, à une sonnerie électrique qui se met en marche lorsqu'un corps métallique est en contact avec les deux aiguilles à la fois.

Le diagnostic étant établi, l'extraction est pratiquée avec des électro-aimants. Il en existe plusieurs modèles. Ceux de Hirschberg et de Haab sont les plus employés.

L'électro-aimant de Hirchberg (fig. 27) est facile à manier et, par cela même, à la portée de tous. Il rend de grands services.

La manœuvre d'extraction doit, de préférence, être faite sous chloroforme pour éviter l'issue considérable du vitré.

Après avoir stérilisé l'extrémité de l'aimant dans de l'eau bouillante additionnée de carbonate de soude, on l'introduit dans le globe et dans la direction voulue. Pour cela, selon les circonstances relatives à l'époque récente ou éloignée à laquelle remonte l'accident, on entre soit

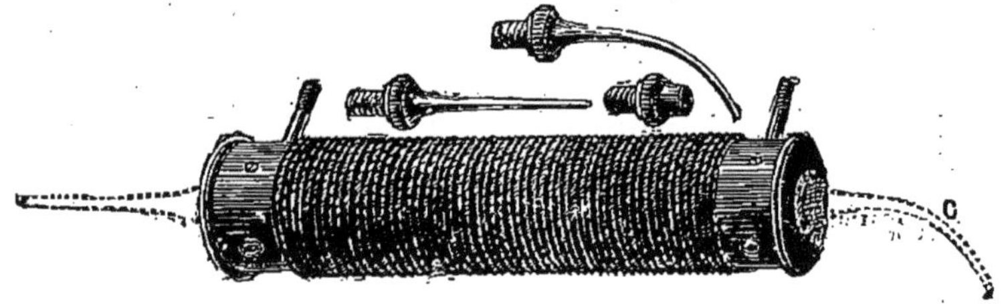

Fig. 27. — Electro-aimant de Hirschberg.

par le point de pénétration du corps étranger (cornée, sclérotique) en l'agrandissant au besoin, soit par une brèche qu'on pratiquera, suivant le méridien, au niveau de l'équateur. L'aimant est, ainsi, maintenu en place quelques secondes (10 à 20) pendant qu'on fait passer le courant fourni par une pile. Sent-on ou entend-on un choc métallique ? C'est une preuve que le corps étranger est attiré. On retire lentement l'aimant, avec les plus grandes précautions, car l'objet peut se décoller, tomber dans le vide ou rester entre les lèvres de la plaie de la coque oculaire.

De nouvelles explorations — qu'il ne faudrait pas multiplier — seront nécessaires dans le cas où la première manœuvre est restée infructueuse. Inutile d'ajouter que l'asepsie la plus minutieuse est de rigueur.

Souvent, l'usage de l'électro-aimant de Haab sera des plus utiles. On sait qu'il exige, pour fonctionner, soit des accumulateurs, soit une dynamo et qu'il agit à distance. Ici, en effet, l'aimant n'est pas introduit dans l'œil ; c'est là un avantage pour ceux qui craignent les dangers d'infection. Sa pointe mousse est, seulement, approchée de la partie à travers laquelle l'éclat métallique a pénétré.

La puissance de l'aimant, sur le passage du courant, est telle que le corps étranger est attiré vers lui suivant, en retour, le même trajet que pour sa pénétration, avec cette particularité cependant que le cristallin est contourné. Ce brusque mouvement de sortie rend, douloureuse, son application occasionne même des désordres sérieux : blessures de l'iris entraînant des hémorragies. Aussi, la durée ne doit pas être supérieure à 10 secondes. Enfin, le corps étranger peut s'arrêter dans la chambre antérieure d'où il sera nécessaire de le retirer avec des pinces et, s'il y a échec, avec l'électro-aimant de Hirschberg mais en faisant une petite incision au niveau du limbe. Suivant les cas, l'emploi combiné des deux électro-aimants est nécessaire, l'un venant au secours de l'autre.

Celui de Hirschberg, plus commode, peut incontestablement faire face à toutes les éventualités. Nous avons vu que, plongé dans le vitré, il ramène les corps étrangers au dehors ; il les extrait de la masse cristallinienne, de la chambre antérieure où ils sont quelquefois difficiles à atteindre par les moyens ordinaires, et de la cornée où leur implantation est telle que, plus on cherche, par des manœuvres externes, à les détacher, plus on les enfonce et on facilite davantage leur chute dans la chambre antérieure.

Les conditions, dans lesquelles on intervient, ont la plus grande influence sur les résultats. En règle générale, il faut procéder à l'extraction, dans le plus bref délai possible, pour prévenir l'enkystement du fragment et l'infection. C'est l'opération typique de Hirschberg. On interviendra encore, même lorsque l'accident remonte assez loin, si l'œil présente des accidents dus à l'intolérance du corps étranger ou à l'infection. L'abstention est, dans le cas contraire, nettement indiquée.

§ 5. — Lumière.

On a beaucoup insisté, dans ces derniers temps, sur les travaux de Finsen. Cet habile et savant expérimentateur a, en effet, rendu pratique l'emploi de la lumière débarrassée, soit de ses rayons caloriques « *photothérapie positive* », soit de ses rayons chimiques « *photothérapie négative* ». C'est, surtout, en dermatothérapie que la méthode de Finsen rend d'utiles services. En dehors du lupus intéressant les paupières, l'ophtalmologie ne lui est pas encore redevable de nombreuses applications.

Nous pouvons citer, entre autres, les tentatives de Tichomirow et de son élève Vigodsky, concernant la résorption des hémorragies rétiniennes, sous l'influence des rayons bleus et celles de Nesnamow, se rapportant à l'action des rayons chimiques solaires sur le cours des maladies purulentes de l'œil et qui semblent avoir été couronnées de succès.

Pour toutes ces applications, il faut des installations et des appareils spéciaux (Finsen, Lortet et Genoud). Je n'aurai garde d'oublier la lampe que présenta Bang en 1901 à la Société des Naturalistes Allemands. Cette lampe fournit des rayons ultra-violets, les seuls qui auraient une action thérapeutique, en déterminant une vaso-dilatation, une hyperleucocytose et la mort des bactéries (Widmark).

On sait, d'autre part, que Kellog a préconisé l'exposition, à la lumière naturelle ou artificielle, soit des malades eux-mêmes pour affection générale, soit seulement des régions intéressées pour affection locale. C'est dans cet ordre d'idées que Daxenberg a employé les bains de lumière électrique dans certaines affections chroniques de la cornée et des membranes profondes de l'œil.

CHAPITRE VII

MOYENS DE PROTECTION CONTRE LA LUMIÈRE.

De tout temps, on a reconnu qu'une lumière vive détermine de l'éblouissement, avec fatigue plus ou moins douloureuse, pouvant s'accompagner d'injection de la conjonctive et de larmoiement. Cette action est non seulement propre aux rayons solaires, à la lumière électrique surtout de l'arc voltaïque, mais aussi à la lumière blanche diffuse.

Exemple : l'amblyopie consécutive à la réverbération de la neige.

La lumière froide, comprise entre le bleu, le violet et l'ultra-violet, fatigue bien plus la rétine que la lumière chaude, allant du jaune à l'infra-rouge. La raison en est que la première est composée de radiations lumineuses de grande réfrangibilité et que celles-ci possèdent un pouvoir chimique d'autant plus puissant qu'elles se rapprochent davantage du violet. Voilà pourquoi la fixation d'un foyer électrique devient offensant pour la rétine dont les propriétés histo-chimiques sont, aujourd'hui, bien connues en ce qui concerne le pourpre rétinien et les mouvements amiboïdes du pigment rétinien, élément sécrétoire de l'érythropsine. On sait, par contre, que le pouvoir calorique d'une radiation s'élève progressivement à mesure que celle-ci se rapproche du rouge. Le pouvoir calorique persiste encore, même dans la région infra-rouge du spectre.

Protection contre la lumière. — On conçoit qu'instinctivement et par empirisme, médecins et malades aient pensé à protéger les yeux atteints d'affections douloureuses s'accompagnant surtout de photophobie.

Cabinet noir. — Sans parler de l'occlusion des paupières, de l'apposition de la main devant l'œil et de l'interposition d'un écran opaque, un moyen d'éviter la sensation pénible provoquée par la lumière réside dans le séjour en un lieu sombre ou rendu tel et connu sous le nom de cabinet noir.

Aujourd'hui, il est bien admis que toute rigueur concernant le noir absolu est superflue et qu'une obscurité relative suffit, dans la plupart des cas telle qu'on l'obtient, dans les appartements et les établissements hospitaliers, par la fermeture des volets, des rideaux, des stores, etc.

Tout foyer d'éclairage, en outre, devra être dissimulé ou placé de telle sorte qu'il n'impressionne pas directement les yeux photophobes.

Verres colorés. — Un autre mode de protection consiste dans l'emploi de verres colorés dits *conserves*. Ils modèrent l'intensité de la lumière naturelle ou artificielle et, en raison des propriétés du verre, fut-il blanc (non teinté), d'être un corps adiathermane, la chaleur rayonnante est, également, interceptée. C'est la raison pour laquelle il est prescrit aux ouvriers des hauts fourneaux de se protéger les yeux par des verres appropriés.

Au sujet du choix concernant la teinte des verres protecteurs, les avis sont partagés. On a donné, au début, la préférence au vert, couleur répandue dans le règne végétal et qui repose, le mieux, la vue.

Plus près de nous, les Anglais ont adopté le noir dit fumé connu sous le nom de *London smoke*. Celui-ci a pour avantage d'atténuer également toutes les radiations spectrales constitutives du blanc.

L'autorité de Schmidt-Rimpler a fait prévaloir en Allemagne l'usage des verres bleus. Cet auteur leur donne la préférence parce qu'ils ne se laissent pas traverser par les rayons rouges en particulier. Kobelt, d'autre part, se fondant sur la propriété de la lumière bleue d'exciter la rétine, comme le fait le courant électrique continu, vanta le traitement de l'atrophie optique par le port, longtemps continué, de verres bleus.

Il peut se rencontrer, cependant, des yeux emmétropes absolument sains présentant une intolérance pour les verres bleus au point d'être incommodés dans les ateliers de pose des photographes où l'on recherche spécialement une lumière riche en rayons bleus et violets.

Pour ma part, je n'ai jamais observé de malades qui ne se soient réellement sentis soulagés par des lunettes fumées. J'ai vu, comme exception, certains malades, atteints d'atrophie optique, préférer les verres jaunes ou les jaunes fumés (Fieuzal). Ils se sentaient très soulagés et percevaient mieux les objets environnants. Cela s'expliquerait par la propriété du verre jaune d'atténuer, à la fois, les radiations thermiques et chimiques.

Le cas de cet étudiant en médecine que j'ai observé avec Panas est à citer. A la suite d'un surmenage, cet étudiant présenta un abaissement considérable et rapide de la vision consécutif à une double papillo-névrite et qui aboutit, en quelques jours, à une cécité presque complète. Soumis à un traitement, la vision se releva progressivement, mais les disques optiques restaient décolorés. Comme il se plaignait de photophophie, Panas lui conseilla le port de lunettes fumées qu'il dut bientôt lui faire remplacer par des verres jaunes purs. Grand fut le soulagement et, ainsi, le malade put terminer ses études.

Cette observation est d'autant plus intéressante que chez les amblyopes, le verre jaune, à cause de sa clarté, permet de voir mieux qu'avec un verre fumé. Ne savons-nous pas d'ailleurs que Fieuzal recommandait couramment les verres jaunes fumés.

Les *verres fumés* sont prescrits sous les numéros 1, 2, 3 allant du plus clair au plus foncé, suivant les cas et leur forme *en coquille* est habituellement concave en arrière, convexe en avant. Ils doivent être suffisamment larges, correspondre à l'aire de l'orbite et ne pas toucher les cils. Leur seul inconvénient est le défaut de parallélisme existant entre les deux surfaces convexe et concave.

Le plus souvent et alors même qu'ils sont artistement taillés, au lieu d'être fondus, le rayon de courbure de la face concave est plus petit que celui de la face convexe. Il s'en suit que ces verres présentent, à un degré faible, les propriétés d'une lentille concave. Si ce fait importe peu lorsqu'il s'agit d'individus myopes, il n'est pas indifférent chez les emmétropes et, surtout, chez les hypermétropes où une demi-dioptrie, dans le sens d'une lentille concave, peut fatiguer la vision. Je citerai l'exemple de ce malade, auquel j'avais prescrit des verres coquilles fumés, qui vint, quelques jours après, me raconter que tous les passants, sur les boulevards, lui semblaient *raccourcis*.

Avec des verres fumés plans, à faces parallèles, bien faits, cet inconvénient n'est pas à craindre.

Pour être protecteurs, ils devront être larges et pourvus d'un encadrement opaque remplissant toute l'aire de l'orbite. Sans cela, nombre de malades rejettent les verres fumés. En protégeant imparfaitement les yeux, l'action de la lumière, venant de la périphérie, leur est encore plus insupportable. Cet encadrement peut être en taffetas noir découpé *ad hoc*, en treillis métallique ayant l'avantage de ne pas échauffer l'œil ou en ébonite facile à tenir propre.

Les verres colorés trouvent leur application dans les blépharo-conjonctivites, les kératites, les atrophies optiques et dans toutes les affections qui exigent le ménagement de la rétine.

CHAPITRE VIII

PROTHÈSE OCULAIRE.

De même que les chirurgiens cherchent à réparer les pertes de substance ou les déformations trop visibles et choquantes, de même l'oculiste a été préoccupé, dès la plus haute antiquité, d'atténuer la laideur et l'horreur d'une cavité orbitaire vide de son organe.

Les anciens pratiquaient la prothèse oculaire. Celle-ci paraît avoir eu deux phases. A la première, appartiennent les *ecblephara*, sortes de plaquettes de métal recouvertes de peau fine, ou de plaquettes de cuir sur lesquelles étaient peints les paupières, les cils et l'œil ; on les plaçait extérieurement sur les paupières. A la seconde, se rattachent les *hypoblephara* qui étaient introduits sous les paupières. Ils consistaient en une coque de métal sur la partie convexe de laquelle étaient représentés l'iris, la pupille et la sclérotique.

La substitution du verre au métal, au cuir, même au bois, remonte à 1740. A cette époque, un ouvrier de Nevers serait parvenu à faire des coques en verre peint. La porcelaine et l'émail furent adoptés plus tard et, de nos jours, les yeux artificiels sont d'une perfection telle qu'ils imitent, à s'y méprendre, la nature.

Son but. — Ce n'est pas, seulement, un but thérapeutique et esthétique que vise la prothèse oculaire. Elle a, au point de vue social, une importance majeure. Combien de malheureux ne sont-ils pas refusés ou congédiés, à cause de leur infirmité, des ateliers, des maisons privées comme ouvriers ou gens de service, etc. Aussi, voit-on tous les efforts tendre à restreindre, au profit d'opérations conservatrices, d'opérations partielles, le champ de l'énucléation entraînant encore, malgré le degré de perfection des yeux artificiels, des inconvénients et des infirmités.

Qualités de la prothèse. — Ses accidents. — La prothèse est donc, elle-même, susceptible d'occasionner des accidents. Afin de les éviter, la pièce prothétique doit réunir certaines conditions et le port être soumis à des précautions qu'on ne saurait trop recommander aux intéressés.

Tout d'abord, la pièce ne devra être ni trop petite ni trop grande. Trop petite, elle manquerait au but esthétique. Trop grande, elle offre des inconvénients se résumant en l'occlusion incomplète des paupières, la limitation de l'étendue des mouvements de l'œil artificiel, le tiraillement et l'irritation, par ses bords, des culs-de-sac conjonctivaux qui aboutissent à des érosions constituant une porte d'entrée aux germes infectieux. Une conjonctivite intense s'établit, laquelle ne cède, sans retour, qu'à la suspension temporaire du port de la coque et à sa substitution par une pièce prothétique nouvelle, bien adaptée.

Si la durée d'un œil artificiel est variable avec les individus, la sensibilité des malades, la tolérance de la conjonctive et le degré d'alcalinité des larmes, on peut admettre que celui-ci porté quinze heures par jour, ne doit guère être conservé au delà d'un an. C'est la limite extrême. Elle peut se trouver réduite, dans certains cas rares il est vrai,à six et même quatre mois.C'est qu'en effet les émaux de la pièce, à base d'oxydes métalliques, sont à la longue attaqués et désagrégés par l'action mécanique des mouvements des paupières et par les effets chimiques des larmes. L'œil artificiel s'use. Il se dépolit. Il prend un aspect rappelant celui de la pierre ponce. Sa surface, lisse, devient rugueuse ; elle irrite, érosionne même la conjonctive qui ne tarde pas à s'infecter, à suppurer, et, par les cicatrices consécutives aux érosions, à rétrécir les culs-de-sac conjonctivaux au point de ne plus permettre l'introduction d'une pièce si petite soit-elle.

Une coque usée est donc dangereuse. Que l'on n'oublie point que tous les accidents, causés par elle, restent réfractaires à tous les traitements faute de la supprimer momentanément et de la remplacer par une pièce neuve.

Conseils aux malades. — Ces conditions remplies, le port d'un œil artificiel est inoffensif, surtout s'il est accompagné de quelques soins.

L'œil artificiel ne devra jamais être porté la nuit. Il

faut que le malade l'enlève chaque soir et le remette le matin, après s'être bien lavé les mains. Matin et soir, également, il pratiquera un lavage de la cavité orbitaire à l'eau bouillie chaude, soit au moyen d'une petite poire en caoutchouc, soit avec des tampons d'ouate hydrophile.

Chaque soir, l'œil artificiel sera soigneusement lavé, essuyé et mis à l'abri de la poussière. En aucun cas, il ne séjournera, la nuit, dans l'eau qui l'altère toujours un peu (Coulomb).

Si, malgré ces précautions, il existait une légère irritation de la conjonctive, de l'inflammation conjonctivale avec secrétions, on les combattra par les lotions antiseptiques répétées et les instillations d'un collyre au sulfate de zinc, voire même de nitrate d'argent à 1/100e.

Introduction et extraction de la prothèse. — Pour introduire l'œil artificiel entre les paupières, le malade le saisit entre le pouce et l'index de la main droite, dans le sens de son grand diamètre et la plus petite extrémité dirigée du côté nasal. A ce moment, il porte son regard en bas et relève, de sa main gauche, la paupière supérieure sous laquelle est introduit le bord supérieur de la pièce. Il l'y maintient de sa main gauche toujours et, avec sa main droite libérée, il abaisse alors la paupière inférieure tout en portant le regard en haut. Le bord inférieur de la coque vient, ainsi, se loger dans le cul-de-sac conjonctival correspondant.

La manœuvre d'extraction est tout aussi facile. Sous

l'action de l'abaissement de la paupière inférieure et l'insinuation de la tête d'une épingle derrière le bord inférieur de la pièce prothétique, celle-ci cède et tombe. Inutile d'ajouter qu'il faut la recevoir soit dans la main soit dans un mouchoir, l'émail étant très fragile.

CHAPITRE IX

AGENTS MÉCANIQUES.

Les moyens mécaniques employés en ophtalmologie, dans un but thérapeutique, sont de deux ordres : les diverses sortes de bandages et le massage. On peut ajouter les sutures, le brossage, le grattage et l'expression.

§ 1. — Bandages.

Les bandages sont *occlusifs et protecteurs* ou *compressifs et immobilisateurs du globe.*

Bandages occlusifs. — Les bandages occlusifs mettent l'œil et les paupières à l'abri de toute injure venue du dehors et d'une contamination possible gonococcique, diphtérique, etc. d'un œil à l'autre. Il en existe divers types.

Bandeaux. — Déjà dans Celse, on trouve indiquée l'application, sur les paupières fermées, d'une rondelle de linge rendue adhésive au moyen de l'albumen de l'œuf. Cette pratique s'est prolongée jusqu'à une époque très rapprochée de la nôtre, de même que l'usage d'un bandeau triangulaire lorsqu'il s'agit d'un œil, rectangulaire pour les deux et pourvu aux deux extrémités de rubans destinés à les fixer autour de la tête. Arlt s'en servait aussi, mais, il lui ajoutait un ruban transversal allant d'une oreille à l'autre et passant par le sommet de la tête, afin de prévenir tout déplacement possible.

L'avantage de ce mode d'occlusion et de protection du globe est d'être facile et commode. Il n'entrave pas l'exercice de l'œil congénère, si un seul est malade, et, par sa souplesse, il évite toute pression fâcheuse sur l'organe de la vue. Pour absorber les larmes ou les humeurs sécrétées, il est prudent d'interposer, entre le bandeau fixe et l'œil, une rondelle de ouate et de gaze aseptiques.

Verres de montre et coques diverses. — Les coques en gélatine, en mica, ou en celluloïd, les verres de montre larges et encadrant bien l'orbite, sont un moyen de protection contre l'action dangereuse de l'air et les contaminations extérieures. On en garnit les bords d'un peu de ouate en laissant un interstice du côté temporal et un autre près du grand angle. Celui-ci sera destiné au filtrage des larmes, celui-là aura pour but de laisser passer l'air.

Les verres sont fixés sur place au moyen d'une bande, les coques, avec un ruban plat en soie ou en fil et non par des cordons ou des rubans élastiques susceptibles de trop serrer et de devenir souvent, au bout de quelques heures, insupportables aux malades.

Non seulement, la cornée est ainsi préservée, pendant des mois, du travail destructif dû à la kératite par desséchement, mais il est permis d'attendre le moment propice d'une intervention s'il s'agit de reconstituer les paupières, par exemple. Entre autres faits, j'ai vu en 1896 mon regretté maître Panas guérir à l'Hôtel-Dieu, avec conservation intégrale de la vue, un garçon de 14 ans. Il présentait une destruction complète des deux paupières par syphilis ulcéreuse. Les globes exposés étaient en voie de se perdre.

Appareils protecteurs métalliques. — Stephenson, Andrew, Meloy, Ring, Fuchs et Pagenstecher se servent d'appareils protecteurs en treillis métallique. Fuchs, le

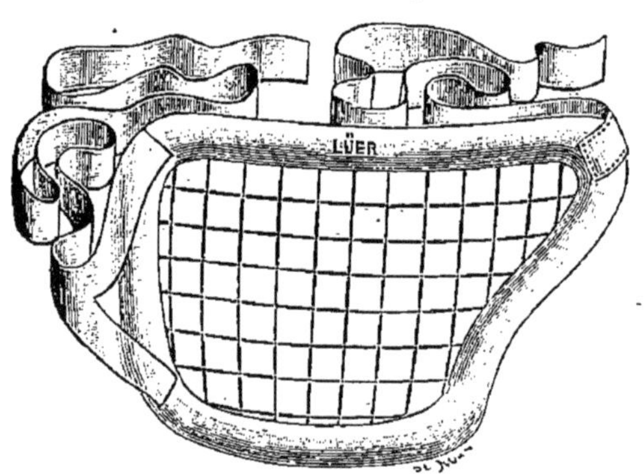

Fig. 28. — Appareil protecteur de Fuchs.

professeur de Vienne, en fait usage, chez ses opérés de cataracte, en guise de bouclier recouvrant le pansement.

Bandelettes agglutinatives. — Un mode d'occlusion très employé par les oculistes, dans la première moitié du XIXe siècle, par Desmarres en particulier, consistait dans l'application, sur les paupières closes, de bandelettes agglutinatives. On en disposait trois verticalement d'une paupière à l'autre ; et horizontalement une, deux, au besoin, à chaque paupière afin d'assujettir les verticales qui, sous l'action des larmes, peuvent se décoller.

La facilité d'application et l'absence de toute pression sur l'œil, sont les avantages qui les ont fait mettre couramment en usage après l'opération de la cataracte par extraction.

Dans le but d'éviter le détachement des bandelettes, Hairion et Deval, entre autres, proposèrent de leur substituer une rondelle de ouate ou des bandelettes de linge fixées au pourtour de l'orbite à l'aide du collodion.

C'est en 1850 que survint une réaction très franche contre l'usage des bandelettes. A la tête de ce mouvement se trouvait de Græfe. Le premier, il les remplaça, dans l'opération de la cataracte, par le bandage chirurgical occlusif. Son exemple fut bientôt suivi par la plupart des ophtalmologistes.

Bandage compressif et immobilisateur. — De Græfe a eu le mérite d'insister sur les avantages de ce bandage. En usage presque exclusif dans beaucoup de cliniques, à l'Hôtel-Dieu notamment, il ne peut rendre de réels services que s'il est appliqué suivant les règles précises empruntées à la chirurgie générale, et sur lesquelles Panas aimait à insister. Je ne saurais mieux faire que de donner ici l'exposé de son enseignement.

Technique. — La configuration de la région oculo-palpébrale est celle d'une sphère entourée par un vallonnement circulaire concentrique. Relativement profond du côté du grand angle, il va en diminuant vers le côté temporal. Dans ces conditions, pour exercer une pression régulière égale sur tout l'hémisphère antérieur du globe et l'empêcher de se mouvoir surtout latéralement, il est nécessaire de recourir *au pansement dit à plat*. Il faut, en d'autres termes, commencer par *caler*, *rembourrer* le vallonnement de la base de l'orbite, les paupières étant fermées, jusqu'à affleurement du sommet cornéen. Alors seulement, on superposera des rondelles de ouate mesurant le diamètre de la base de l'orbite, empiétant même quelque peu sur le rebord.

Ceci posé, voici comment Panas procédait au pansement :

Après avoir recouvert la région, avec une simple rondelle de gaze aseptique, il plaçait, invariablement, du côté du grand angle, une boulette molle de coton hydrophile du volume d'une noisette ou d'une amande. Il superposait, ensuite, deux à trois rondelles de coton en assujettissant le tout avec des tours de bande disposés en monocle ou en binocle, suivant qu'il s'agissait d'un œil ou des deux. Un pareil matelassement souple et élastique même, se moule pour ainsi dire d'une façon si parfaite qu'en examinant le pansement retiré, on reconnaît le moulage de la région. En comprimant, légèrement, la boulette de ouate au grand angle, on entrave les mouvements du globe ou, tout au moins, on les réduit très sensiblement, réalisant ainsi un bon moyen d'immobilisation : c'est là, un avantage inappréciable du pansement post-opératoire de la cataracte à lambeau dont la cicatrisation se fait régulièrement et assez rapidement.

Le degré de striction de chaque tour de bande est une affaire d'habitude qu'on acquiert par l'expérience. Trop serrée, la pression deviendrait douloureuse et même dangereuse. Après l'opération de la cataracte, elle pourrait aplatir la cornée et faire bâiller le lambeau. Trop faible, trop lâche, le bandeau n'atteindrait pas son but : l'immobilisation du globe. Chaque tour de bande doit, donc, être appliqué en sautoir régulièrement, bien à plat et sans acoup. Trois ou quatre tours, au maximum, seront superposés, chaque tour augmentant l'action compressive. Faut-il ajouter que les tours de bande seront, de préférence, appliqués de haut en bas de la paupière supérieure vers l'inférieure ? On risquerait, autrement, de relever la paupière supérieure et de mettre, ainsi, les pièces de pansement en contact avec la cornée. Autre détail important. Jamais la bande ne sera enroulée plus bas que la protubérance occipitale externe afin d'éviter que, par les mouvements de la tête en arrière, le bandage ne vienne exercer une pression nuisible sur les globes.

Ces conditions sont aisément remplies pour le monocle. Mais s'agit-il du binocle, il est nécessaire de renverser le tour céphalique tantôt au front, tantôt à l'occiput. L'oculaire s'appliquera, ainsi, toujours de haut en bas.

Choix de la bande. — Le choix du tissu de la bande, sa largeur et sa longueur ne sauraient être indifférents.

La bande devra être faite d'un tissu souple et résistant. Celle dite de Velpeau et la bande connue sous le nom de bande Allmayer paraissent satisfaire à toutes les conditions. Elles n'auront pas moins de 5 centimètres de largeur et pas plus de 6 centimètres. Lorsqu'il s'agit de binocle, il faut qu'elles aient 4 à 5 mètres de longueur.

Les bandes en caoutchouc préconisées par quelques auteurs ne sauraient être recommandées, car rien n'est plus difficile de régler avec ces sortes de bandes le degré de striction. Presque toujours mal supportées, leur application devient douloureuse au bout de quelques heures. Elles maintiennent, en outre, sur les parties qu'elles recouvrent une chaleur humide pénible et désagréable. Ce qui est vrai pour les bandes l'est également pour les simples bandeaux. Dans ces conditions, le malade souffre et en est incommodé. L'excès de pression peut aussi compromettre le résultat opératoire.

De Græfe s'était attaché à la bande de flanelle légère et souple dont on peut graduer la striction. La seule objection qu'on pourrait lui adresser c'est que, à cause de la chaleur qu'elle engendre, elle peut porter les malades à enlever le pansement la nuit qui suit l'opération.

Indications du bandage compressif. — Le bandage compressif convient mieux que tout autre, après l'opération de la cataracte à grand lambeau.

Il rend, également, de signalés services dans le traitement du kératocone, à la condition que l'application en soit prolongée et qu'on fasse usage des myotiques. On trouve un bel exemple de guérison par ce procédé dans le traité classique de Panas auquel se sont ajoutés beaucoup d'autres.

La kératocèle aiguë, celle qui survient surtout dans le cours de l'ophtalmie blennorragique, l'ulcus rodens, le prolapsus et le staphylome de l'iris sont justiciables de l'emploi du bandage compressif.

Il est d'un usage courant dans le traitement du décollement de la rétine comme aussi de l'hématome, de l'œdème et de l'emphysème orbito-palpébral, y compris l'exophtalmie spontanée traumatique, ou opératoire ; en un mot, contre toute protrusion réductible du globe à l'exclusion de celle qui ne se laisse pas influencer par la pression digitale.

Contre-indications. — Dans ce dernier cas, il s'agit de tumeur sarcomateuse ou autre de l'orbite et la compression, inutile mais douloureuse, peut compromettre la vitalité de la cornée et du nerf optique.

Une autre contre-indication formelle est l'emploi de tout bandage occlusif, compressif ou non, dans les cas de conjonctivite purulente et de dacryocystite du même ordre. L'occlusion ne fait qu'aggraver l'inflammation en facilitant la pullulation de l'infection microbienne quelle qu'en soit la nature. Ne sait-on pas, d'ailleurs, que la seule occlusion prolongée d'un œil sain suffit pour déterminer de la congestion blépharo-conjonctivale et une sécrétion muqueuse plus ou moins trouble ? Ces accidents sont attribués à une sorte de fermentation provoquée par la cessation du lavage des culs-de-sac conjonctivaux par les larmes.

Cette légère congestion, cependant, ne va jamais jusqu'à

provoquer une ophtalmie proprement dite. Dès lors, l'occlusion, sous un bandage, ne constitue pas la moindre contre-indication, après les opérations et les blessures du globe et des paupières. Ses avantages, au contraire, sont considérables.

Tarsorraphie. — La suture des bords libres des paupières ou tarsorraphie constitue un autre moyen d'occlusion applicable dans certains cas spéciaux.

Des goitres exophtalmiques prononcés ne permettent pas de garantir, efficacement, la cornée par les bandeaux. On assiste, alors, rapidement aux manifestations graves d'une kératite ulcéreuse, par dessèchement de la cornée, menaçant l'intégrité de l'œil. Le seul moyen susceptible de prévenir cet accident néfaste consiste à faire une tarsorraphie partielle, médiane, dans l'étendue jugée nécessaire. De même, la suture des paupières rend de signalés services dans la lagophtalmie paralytique du facial où l'expérience a démontré surabondamment l'inanité des autres modes de protection. Ceux-ci, non seulement ne parviennent pas à occlure efficacement les paupières, mais ils peuvent, encore, par leur facile dérangement, exercer des frottements dangereux sur la cornée.

En laissant subsister le petit pont cicatriciel cutané de la tarsorraphie tant que dure la paralysie et, en la divisant, par un simple coup de ciseaux au moment opportun, on voit souvent des malades atteints de paralysie faciale de cause cérébrale ne présenter, à leur guérison, ni larmoiement ni la moindre irritation inflammatoire. Les paupières, primitivement suturées, reprennent leur ampleur et leur mobilité physiologiques.

La tarsorraphie est aussi le meilleur moyen de prévenir la kératite neuroparalytique dans la paralysie de la cinquième paire et le zona ophtalmique. On n'ignore pas que, dans ce dernier cas, l'œil court des dangers, aussi bien au décours de la maladie qu'à la période de convalescence. C'est dire qu'il ne faut libérer les paupières que lorsque la branche ophtalmique de Willis aura récupéré toute sa sensibilité.

Certains ectropions cicatriciels partiels, reliquat d'autoplasties, incomplètement réussies, sont encore justiciables de la tarsorraphie. Mais ici, l'emplacement du pont unissant varie, nécessairement, avec le siège de la bride. La même remarque s'impose dans les cas de larmoiement persistant par oblitération totale du canalicule lacrymal inférieur plus ou moins ectropionné. La tarsorraphie partielle sera faite du côté du grand angle.

L'anastomose des paupières, dans l'étendue d'un centimètre au plus, suffit habituellement. Son exécution des plus simples se trouve être à la portée de tout praticien. Elle se fait de la façon suivante.

Avec une pince à dents de souris tenue de la main gauche, on saisit à cheval la lèvre postérieure ou meibomienne du bord libre de la paupière inférieure. De la main droite armée de ciseaux courbes fins mais résistants, on excise une lanière du derme correspondant, en empiétant sur la conjonctive tarsienne voisine.. La lanière doit avoir 5 à 10 millimètres de long sur 2 à 3 millimètres de largeur. On avive, de même, la lèvre meibomienne de la paupière supérieure de façon à ce que les deux plaies se correspondent exactement. On éponge avec des tampons d'ouate hydrophile trempés dans une solution antiseptique ou aseptique de chlorure de sodium et on procède à l'application de deux ou trois points de suture. La suture doit être faite en arrière de la surface avivée, en intéressant toute l'épaisseur de la paupière, avec des aiguilles courbes et du fil de soie très fin (00). Il suffit, ensuite, de laisser en place les points de suture trois à cinq jours au plus, sous un bandage occlusif ouaté. Le pont cicatriciel obtenu est solide et durable.

De chaque côté de ce pont unissant, médian, il existe deux brèches palpébrales qui permettent l'écoulement des larmes, la vision si l'œil est sain et aussi, l'application de topiques. Ce sont là des avantages inappréciables sur tout autre mode d'occlusion.

§ 2. — Massage.

Il n'est pas aisé de remonter aux origines réelles du massage appliqué en thérapeutique oculaire.

D'après Dujardin-Beaumetz, qui assigne à son histoire générale six périodes, la pratique du massage nous viendrait des sorciers africains, des Chinois, des Indiens, des Grecs et des Romains. L'enseignement d'Hippocrate aurait été recueilli et suivi par les Asclépiades entre autres.

En réalité, la massothérapie oculaire n'est entrée dans la voie vraiment scientifique que depuis quelques années.

Donders, en 1872, puis Jacob Heiberg en 1873 l'appliquent contre les lésions de la cornée et les travaux de Pagenstecher étendent ses indications en en précisant le mode opératoire. En 1880, Just de Littau fait connaître ses effets favorables dans le traitement de l'hypopyon. Panas, en France (1881), institue des expériences en vue de déterminer l'action physiologique et thérapeutique de ce mode de traitement. Deux de ses élèves Damalix et Ertaut, en publient les résultats : le premier, dans les kératites et l'autre, dans le glaucome. Depuis, les travaux se sont multipliés. On doit à Costomiris d'Athènes, à Abadie, Friedman, Klein, Hirschberg, Jocqs, Coppez, Maklakow, Schreiber, Domec (de Dijon), Barbatis, Herbeaux, pour ne citer que quelques-uns, des contributions importantes.

L'action du massage, sur l'organe de la vue ou ses annexes, serait sensiblement la même que sur les autres organes.

Le massage agirait non pas seulement d'une façon mécanique mais aussi par action réflexe. L'excitation des vaso-moteurs activerait les circulations locales. Il y aurait un accroissement des échanges nutritifs augmentant la vitalité des tissus et facilitant la résorption des produits pathologiques.

Les pressions alternatives diminueraient les congestions passives en vidant les veines du sang qu'elles contiennent.

Tel qu'il est pratiqué aujourd'hui, le massage ophtalmique est *simple, médicamenteux*, *traumatique* et *instrumental.*

Suivant le degré de la lésion et suivant l'action que l'on cherche à obtenir, on peut appliquer isolément chacune de ses formes, les associer ou les combiner. Mais quel que soit le procédé employé, on ne doit jamais faire plus d'une séance par jour. Dans certains cas, les séances ne seront renouvelées que tous les deux ou trois jours. La durée de chaque séance ne dépassera pas deux ou trois minutes.

Massage simple. — Le massage, pratiqué sans le secours d'aucun instrument ni médicament est dit simple. La friction et la pression constituent les deux principales manœuvres.

1° La friction se fait avec le pouce, promené rapidement et légèrement sans pression sur les paupières, sur la région du sac lacrymal et indirectement à travers les paupières sur la partie antérieure du globe. Si l'on imprime un mouvement de rotation, la friction est dite *circulaire*. Au contraire, elle est *rectiligne ou radiaire* lorsqu'on fait les frictions en prenant pour point de départ la cornée et en se dirigeant de ce point vers l'équateur ou les angles des paupières.

2° On exécute le massage-pression par une série de pressions exercées à travers la paupière, sur la région correspondant au centre de la cornée. Ces pressions courtes et rapprochées sont d'abord douces puis progressivement plus fortes, sans aller cependant jusqu'à incommoder le malade ou à provoquer de la douleur (Domec). Pour se rendre compte, plus facilement, de la position de la cornée pendant le massage, on invite le malade, ainsi que le recommande Falta, de tenir ouvert l'œil congénère. C'est le *contrôle-massage*.

Le massage simple donne de bons résultats, dans le traitement des ecchymoses sous-conjonctivales et palpébrales, par la diffusion et la résorption du sang épanché, dans les blépharites et les dacryocystites en facilitant la sortie des produits morbides des glandes et du sac lacrymal ectasié et la pénétration du médicament.

La résorption rapide des exsudats, sous l'influence du massage explique son application dans les iritis.

Mules, Domec et d'autres l'emploient dans le traitement de l'embolie de l'artère centrale de la rétine en se basant sur le fait que, par suite de la diminution de tension, il y aurait accélération de la circulation pouvant favoriser et déterminer le déplacement de l'embolie.

Massage médicamenteux. — C'est le massage simple associé à l'application d'un topique sur l'œil. Il a pour but de favoriser la diffusion et l'absorption du médicament sur toutes les parties du globe et d'activer ses effets thérapeutiques par la suractivité circulatoire. On y a recours dans la kératite parenchymateuse et phlycténulaire, les taies de la cornée.

Massage traumatique. — Les manœuvres sont ici plus vigoureuses. Le *modus faciendi* varie suivant qu'il s'agit de la cornée ou de la conjonctive. Ainsi, pour pratiquer le massage traumatique de la conjonctive palpébrale, les paupières sont retournées et après anesthésie cocaïnique, des frictions énergiques sont faites avec le pouce portant de l'acide borique porphyrisé ou avec un tampon d'ouate trempé dans une solution de sublimé forte. Veut-on, d'autre part, agir sur la cornée ? On instille quelques gouttes d'un collyre cocaïnique, on projette sur la cornée de la poudre de calomel, puis, à travers la paupière supérieure, on procède au massage-friction.

Les résultats favorables obtenus dans le traitement des conjonctivites granuleuses et des taies récentes de la cornée sont assez connus de tous pour qu'il soit inutile d'insister sur l'efficacité de cette forme de massage.

Massage instrumental. — Elschnig de Vienne a toujours employé, avec succès, le massage contre le trachome. Il le pratique au moyen d'une baguette de verre garnie d'un peu de ouate imbibée d'une solution d'oxycyanure de mercure à 1 pour 4000. Il introduit cette baguette dans le cul-de-sac conjonctival et la presse contre l'index de l'autre main appliqué au point correspondant sur la peau de la paupière. Bien entendu, l'anesthésie préalable est nécessaire, car cette manœuvre est douloureuse et irritante. Les phénomènes réactionnels consécutifs sont combattus par des applications glacées.

Avec le massage vibratoire mécanique on agirait, non seulement sur les parties accessibles de l'œil, mais aussi sur les milieux et, par transmission, sur les membranes profondes. On se sert de la plume électrique d'Edison dont les vibrations rapides et uniformes atteignent le chiffre de 9.000 par minute. Cette plume est constituée par un petit électro-moteur portant une tige à l'extrémité de laquelle se trouve une boule ou une plaquette en ivoire destinée à être placée sur l'œil. Mais, afin d'atténuer le choc, on interpose, entre la boule ou la plaquette, un petit ballon en caoutchouc rempli d'eau.

Sous l'influence du massage vibratoire, on verrait le sang ou le pus, se trouvant dans la chambre antérieure, se résorber et le tonus de l'œil diminuer. On n'a constaté aucun effet sur la cornée ni sur les hémorragies du vitré.

Il aurait été employé, non sans un certain succès, contre le pannus granuleux, les taies de la cornée, l'hyphéma, l'hypopyon et le glaucome (Maklakow, Sneguirew).

Le massage, dit *pneumatique*, préconisé par Kauffmann de Ulm est pratiqué à l'aide d'une œillère encadrant bien l'orbite et au fond de laquelle se trouve une seringue en verre.

Par des mouvements imprimés au piston, on augmente ou diminue la pression du globe.

Remplaçons l'air de l'œillère par de l'eau tenant, en solution, un principe actif et nous aurons réalisé le *massage hydraulique*.

A côté de l'effet physiologique propre du massage-pression, il y aurait imbibition plus complète des tissus par l'agent médicamenteux.

§ 3. — Sutures.

La réunion des plaies du globe ou des paupières comporte l'emploi de procédés unissants appelés *sutures*. Leur action rentre dans la catégorie des moyens mécaniques.

Sans parler des bandelettes agglutinatives constituant les sutures à distance, le grand avantage des sutures réside dans l'affrontement exact et efficace, non seulement des plans superficiels, mais des tissus profonds aussi.

Les aiguilles à sutures ordinaires avec la pince porte-aiguille, l'aiguille de Reverdin sont les instruments qui servent à conduire les fils. On emploie surtout les fils de soie, quelquefois le catgut.

La stérilisation de ce matériel se fait soit à la chaleur sèche, soit à la chaleur humide. A la chaleur humide : les aiguilles enfilées et placées dans une compresse *ad hoc* sont plongées dans un bouilleur et laissées dix minutes sous l'action de l'eau bouillante. A la chaleur sèche : les aiguilles enfilées et enfermées dans une boîte de Petri sont portées à l'étuve. On les laisse pendant une demi-heure sous l'influence d'une température variant entre 140° et 150°.

Les soies sont de différentes grosseurs. Celles de 0 et 00 plus fines conviennent pour les opérations intéressant la conjonctive ; celles de 0 à 1 plus grosses servent dans l'opération du strabisme. Pour les staphylectomies et les interventions sur les paupières, il est nécessaire d'employer des soies n° 1 et n° 2.

Une précaution utile est de ne pas employer des soies de grosseur plus élevée. L'expérimentation et la clinique n'ont-elles pas démontré à Jones que plus le fil est fin moins il coupe les tissus, contrairement à ce que l'on pourrait s'attendre *a priori*. La raison en est que le fil, en irritant comme corps étranger les tissus qu'il enserre, ceux-ci se gonflent, se ramollissent et se coupent contre l'arête représentée par le fil. C'est ce qui se passe du côté de l'intestin hernié contre l'anneau fibreux qui l'entoure ou dans l'affection connue sous le nom d'ongle incarné.

Il ne faut pas, non plus, trop serrer les points de suture qui alors, au lieu de réunir, constitueraient autant d'anses coupantes.

Tout le matériel doit, enfin, être rigoureusement aseptisé, faute de quoi la suppuration, dans le trajet des fils, serait une autre cause de désunion ; d'où manque de réunion primitive et, pour le moins, production de cicatrices difformes s'il s'agit d'opération esthétique sur la face.

C'est pour cette dernière raison aussi que les sutures ne doivent pas être maintenues au delà du 5e jour.

Toutes les fois qu'il s'agit de plaies verticales des paupières, de leur bord libre en particulier, il est nécessaire de procéder à la réunion par la suture ; il en résulterait autrement un colobome disgracieux pouvant favoriser l'éversion de la paupière avec toutes ses conséquences lorsque la plaie siège à la paupière inférieure au voisinage du point lacrymal. Si pareille solution de continuité est déjà ancienne, avec bords isolément épidermisés, on doit, avant de procéder à la suture, aviver à l'aide d'un bistouri ou de ciseaux.

§ 4. — Brossage. — Raclage. — Expression.

Vu l'insuffisance des topiques dans les formes invétérées avec épaississement et début de sclérose de la conjonctive et du tarse et pour atteindre l'élément infectieux jusque dans les régions éloignées des culs-de-sac (Lagrange), ainsi que dans les formes subaiguës ou chroniques de la conjonctivite granuleuse, on s'adresse aux scarifications, au brossage, au raclage et à l'expression.

Brossage et raclage. — Le malade doit toujours être chloroformisé, et, suivant les auteurs, il est nécessaire (Abadie et Darier) ou non d'agrandir la fente palpébrale. Cet élargissement se fait d'un coup de ciseaux à l'angle externe.

De la main gauche, on saisit entre les mors d'une pince la paupière supérieure, on l'ectropionne fortement de façon à la déplisser et à l'étaler pour mettre en évidence les culs-de-sac. Puis, de la main droite, à l'aide d'un scarificateur ou d'un bistouri, on pratique sur la muqueuse des scarifications parallèles au bord libre de la paupière, on gratte avec une curette et on brosse, énergiquement, avec une brosse, en crins durs, trempée plusieurs fois dans une solution de sublimé au 1/500ᵉ ou au 1/200ᵉ.

La même opération est faite, d'une manière identique, sur les autres paupières. Comme il survient, par la suite, des phénomènes réactionnels intenses, il est nécessaire de recommander les pansements humides fréquemment renouvelés. Dès le lendemain, on procède à des lotions

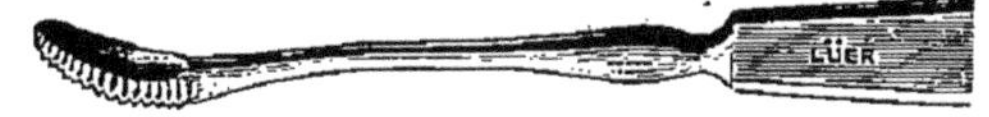

Fig. 29. — Herse-curette conjonctivale du Dr Lagrange.

qui permettront de prévenir le symblépharon post-opératoire.

Pendant le brossage, il importe, à cause du danger de contagion, d'éviter toute *éclaboussure* aux yeux de l'opérateur et de ses aides.

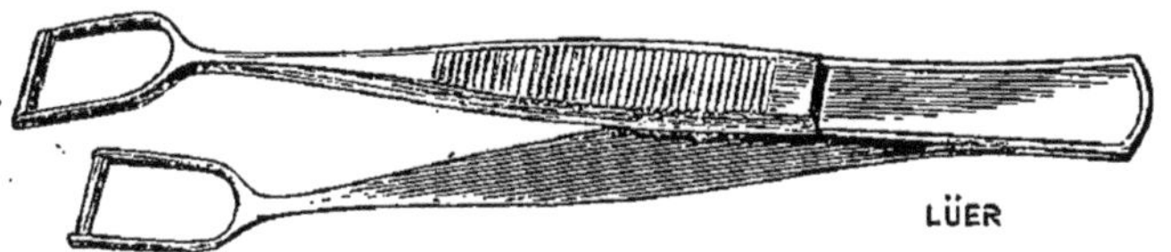

Fig. 30. — Pince à rouleaux de Knapp.

Lagrange a démontré l'efficacité du brossage surtout pratiqué à l'aide de sa *herse-curette* qui, par sa forme, permet d'atteindre les régions les plus reculées des culs-de-sac conjonctivaux (fig. 29).

D'autres auteurs préfèrent *racler* la conjonctive avec une curette tranchante et extirper le follicule granuleux.

Expression. — L'écrasement et l'expression de la muqueuse granuleuse se font à l'aide de la pince à rouleaux de Knapp (fig. 30). Ici encore, le malade doit être chloroformisé et, comme pour le brossage, la paupière retournée et la muqueuse scarifiée au préalable avec un bistouri, à défaut du scarificateur à trois lames de Johnston.

Les mêmes précautions sont, également, à prendre pour les soins consécutifs.

CHAPITRE X

QUELQUES MÉDICATIONS GÉNÉRALES.

J'ai passé en revue, dans les chapitres précédents, ce qu'on pourrait appeler la thérapeutique des symptômes. Toutes nos interventions portaient sur l'affection locale. Mais cette affection locale relève soit d'une diathèse, soit d'une dyscrasie ou d'une intoxication, soit, enfin, d'un état morbide d'un organe plus ou moins éloigné, et ce serait se leurrer que d'attendre, de cette thérapeutique spéciale, un effet réel et durable, sans tenir compte du terrain et de la cause. Or, ce terrain est tout. Il en résulte la nécessité, dans nombre de cas, d'instituer un traitement médical sans lequel, on risque de voir la maladie de l'œil se terminer fatalement, se prolonger ou se répéter, sans cesse, au détriment de la vue qui s'éteint.

Parmi les grandes diathèses, il faut citer la tuberculose, le lymphatisme, la goutte et le rhumatisme et, enfin, la syphilis. Dans la classe des dyscrasies, on rencontre la chloro-anémie, le diabète, l'albuminurie, la phosphaturie, l'azoturie et, en général, tous les états hypotrophiques parmi lesquels il faut ranger la misère physiologique et la sénilité précoce. Parmi les substances toxiques, mentionnons l'alcool, le tabac, le plomb, le sulfure de carbone, le phosphore, la quinine, etc. Il faut ajouter aussi les toxines d'origine endogène et les affections organiques qui toutes, à des degrés divers, retentissent sur l'œil.

Il est entendu qu'en cas d'affections génitales, urinaires, cardiaques ou cérébro-spinales, le traitement primordial sera celui de l'affection génératrice elle-même. Je n'ai pas à insister sur ce point.

Je me bornerai à esquisser, rapidement, quelques médications générales qui, en l'absence des causes précises indiquées plus haut, sont fréquemment employées par l'ophtalmologiste. Etant donné les difficultés que l'on éprouve, encore actuellement, à faire de ces médications une classification physiologique, je les rappellerai par ordre alphabétique.

Alcalins.

La médication alcaline joue un grand rôle, en thérapeutique, dans les manifestations goutteuses et rhumatismales. A ce titre, elle rend des services contre les affections oculaires qui en dépendent : les sclérites, les irido-choroïdites, les iritis, l'eczéma des paupières.

On a, généralement, recours aux sels de soude et de lithine.

Le bicarbonate de soude est prescrit à la dose de 2 à 4 grammes par jour, en cachets ou en solution, dans un litre d'eau ou encore sous la forme d'eaux minérales alcalines, celles de Vichy et de Vals, en particulier.

On fait usage du carbonate de lithine jusqu'à 0 gr. 60 par jour, soit seul ou avec du bicarbonate de soude, en cachets, soit en poudre, associé à du bicarbonate de soude et à de l'acide citrique qui donnent, ainsi, un mélange effervescent agréable à prendre, dans un verre d'eau, pendant les repas.

Antipyrine.

L'antipyrine, employée, dès son apparition, comme antipyrétique et analgésique, trouve des applications utiles contre l'élément douleur, souvent si intense, dans la ténonite, les iritis et les irido-cyclites.

Son action prompte et efficace sur la glycosurie montre, d'autre part, les bons effets que l'on en peut tirer dans le traitement du diabète. Les manifestations oculaires les plus fréquentes de cette dyscrasie sont la cataracte et les hémorragies rétiniennes (rétinite diabétique).

Contrairement aux alcalins préconisés par Bouchardat, elle agit, non en détruisant le sucre contenu dans le sang, mais en diminuant le taux de sa production. Aussi, ne faut-il pas lésiner avec les doses. On administrera d'emblée 2 à 4 grammes par jour d'antipyrine. La réduction de la quantité du sucre, si ce n'est sa disparition complète des urines, survient rapidement dans l'espace de quelques jours. On suspend le traitement, alors, pour le reprendre, plus tard, dès que le taux du sucre se sera de nouveau élevé ou à sa première réapparition.

C'est là un fait important qui permet, lorsqu'il s'agit

d'opération de la cataracte, chez des diabétiques, d'intervenir dans les meilleures conditions (Panas).

Il n'est pas sans intérêt d'ajouter qu'employée contre les atrophies optiques, l'antipyrine a donné quelques fois de bons résultats (Panas). Sans s'attendre à obtenir toujours des succès, on est autorisé à y avoir recours là où les traitements habituels restent sans effet.

Mais, dans tous les cas, il ne faut pas omettre d'examiner, avant et pendant le traitement à l'antipyrine, l'état des reins. La présence de l'albumine dans les urines constitue une contre-indication. Suivant les circonstances ou bien on ne soumettra pas le malade à l'usage de ce produit ou bien on en cessera l'emploi.

De même, il faut se rappeler les accidents que peut occasionner l'antipyrine : tantôt, ce sont des troubles digestifs ; tantôt, des accidents nerveux ; tantôt enfin, des troubles du côté de la peau localisés ou étendus. J'ai vu souvent 0 gr. 25 d'antipyrine amener, une heure après l'ingestion, une rougeur de la paupière supérieure gauche avec du prurigo intense. Le lendemain, la paupière présentait un œdème considérable qui ne disparaissait qu'au bout de deux à trois jours.

On prescrit l'antipyrine en cachets. Il y a avantage à l'associer avec du bicarbonate de soude et à en fractionner les doses.

Antipyrine.	0 gr. 50
Bicarbonate de soude.	0 » 25

pour un cachet.

Argent.

Si le nitrate d'argent cristallisé et d'autres sels de métaux tels que le sulfate de zinc, l'oxyde de zinc seuls ou combinés à la valériane, le chlorure d'or et le chlorure de platine ont été, parfois, appliqués en thérapeutique oculaire, il faut avouer que cette médication est loin d'avoir donné les résultats que l'on en attendait. On peut dire qu'on en a usé, faute de mieux, dans les complications oculaires de l'hystérie et du tabes

Tout récemment, on a fait grand bruit autour de l'argent colloïdal doué d'une puissance antiseptique considérable et dénué de toute action toxique.

Employé avec certains succès, sous la forme d'une pommade, *onguent de Credé*, ou en injections intraveineuses, dans quelques maladies infectieuses, il a été préconisé contre des affections oculaires dépendant d'un état infectieux, irido-choroïdite, iritis, panophtalmie, avec des résultats douteux (Trousseau, Rochon-Duvigneaud, Scrini).

En pommade, on prescrit l'onguent de Credé dont la composition est la suivante :

Collargol.	15 grammes
Lanoline.	20 »
Vaseline.	80 »

Avec un ou deux grammes de cette pommade on fait une à deux frictions par jour. La friction est pratiquée, alternativement, à l'un et à l'autre avant-bras, après en avoir nettoyé *chirurgicalement* la peau et l'avoir brossée jusqu'à rubéfaction. La durée de cette friction sera de 15 à 30 minutes.

Les injections intra-veineuses agissent plus efficacement, et, chez les vieillards ou les individus à peau peu vascularisée, plus sûrement. On se sert d'une solution au centième. Sans aucun inconvénient ni danger, on peut en injecter 3 à 10 centimètres cubes par jour.

Le relèvement de l'état général, l'abaissement de la température lorsqu'il y a de l'hyperthermie, la diurèse, la régression des processus septiques, etc., telles sont les modifications heureuses que les différents auteurs ont signalé à l'actif du collargol (Netter).

Arsenicaux.

Les arsenicaux sont d'une incontestable utilité dans toutes les affections oculaires relevant de l'arthritisme ou d'une dystrophie générale telles que : la blépharite eczémateuse, la blépharite pityriasique, les kératites phlycténulaires, les iritis, les irido-choroïdites, la scléro-choroïdite antérieure... le diabète.

En dehors des eaux minérales naturelles (Bourboule) qu'il est toujours préférable de prendre sur place, on administre l'arsenic sous les formes suivantes : 1° acide arsenieux ; 2° arsenite de potasse ; 3° et arseniate de soude.

L'acide arsenieux est prescrit en granules de 1 milligramme (granules de Dioscoride) dont on prend deux à trois par jour ou bien en solution au millième (Liqueur de Boudin) plus commode à faire prendre aux enfants.

L'arsenite de potasse forme la base de la liqueur de Fowler. On en donne VI à XX gouttes par jour à doses progressivement croissantes. Cette liqueur ne doit être prescrite qu'en petites quantités, pour provision, car à la longue, sa composition varie et elle se laisse envahir par des moisissures du groupe des *hygrocrocis*.

L'arseniate de soude s'emploie en solution.

Arseniate de soude.	0 gr. 10
Eau distillée.	300 gr.

Deux cuillerées à soupe par jour.

Et en granules de 1 milligramme dont on prend 2 à 3 par jour.

Il est bon, dans l'établissement du traitement arsenical, de n'atteindre les doses maxima que par étapes successives et de diminuer, ensuite graduellement, pour revenir à la dose primitive. A cause de l'intolérance, en outre, il est utile de n'en prolonger l'usage au delà de 20 à 30 jours de suite, quitte à le reprendre après une suspension d'autant. A ce moment, on peut, suivant le cas, prescrire une autre médication.

On sait que l'arsenic se localise, en dehors du foie, dans les productions épidermiques telles que cheveux, ongles, etc. A ce propos, je signalerai le fait suivant : Un malade de 85 ans à qui j'ai prescrit de l'arseniate de soude, a vu, au moment de son traitement, ses ongles prendre une teinte rappelant l'anneau d'arsenic que l'on obtient dans l'appareil Marsh.

En cas d'intolérance absolue et lorsqu'on désire donner de hautes doses d'arsenic, on aura recours, avec avantage, à la médication cacodylique par la voie hypodermique, en suivant la méthode dite intermittente. On fait une injection par jour de 0 gr. 05 ou de 0 gr. 10 pendant 8 à 10 jours. On laisse le malade, au repos, pendant un temps égal et on reprend, ainsi de suite.

Aspirine.

Cette préparation salicylée a donné, entre les mains de Lancereaux, Wolgemuth, Renon, Witthauer, etc., les meilleurs résultats contre le rhumatisme et ses diverses manifestations. Elle est parfaitement tolérée et ne présente aucun des désagréments et des inconvénients de la médication salicylée. Cependant, on aurait signalé, après son administration, des accidents cutanés tels que l'urticaire (Hirschberg).

Si l'on se rapporte à l'observation de Kirchner, l'aspirine se serait, souvent, montrée supérieure aux salicylates et il y aurait bénéfice à l'employer dans le traitement des iritis aiguës, de l'iridocyclite grave et des névralgies faciales.

On prescrit l'aspirine, à doses fractionnées, de 0 gr. 50, en cachets, sans dépasser 3 et 4 grammes par jour.

Bourdaine.

Nul n'ignore la fréquence de la constipation habituelle ni l'intérêt qu'il y a à veiller à la liberté de l'intestin.

Pour combattre la constipation, les produits qui ont été le plus employés sont la rhubarbe, la cascara et le bourdaine. Je donne la préférence à ce dernier à cause de ses effets peu irritants et de son goût relativement agréable. Son emploi, en outre, peut être prolongé sans aucun inconvénient.

On peut prescrire en infusion dans une tasse d'eau :

Ecorce de bourdaine concassée . . . . . 2 grammes

à prendre le soir avant de se coucher.

Ou bien sous forme de cachets :

Poudre de bourdaine . . . . 0 gr. 50

pour un cachet. — Deux à quatre cachets par jour.

Bromures.

On a recours aux bromures dans les affections névrosiques de l'œil : troubles visuels sans lésions ophtalmoscopiques, hyperesthésie de la rétine, spasme de l'accommodation, etc., et, en général, dans tous les cas où il s'agit de calmer un éréthisme du système nerveux et une insomnie persistante.

Le plus souvent, on emploie le bromure de potassium. Mais, pour être efficace, il doit être prescrit chez l'adulte à la dose de 2 grammes qui, au besoin, sera élevée à 4 à 6 grammes, rarement davantage.

Il y a quelques années, des tentatives ont été faites pour substituer au bromure de potassium, le bromure de sodium comme étant moins toxique. Plus heureuse est l'idée de combiner divers bromures alcalins dans une même préparation. L'association des trois bromures de potassium, de sodium et d'ammonium donne une préparation réellement active et qui semble être mieux tolérée par certains malades. On connaît la voie ouverte par Richet et Toulouse. Ces auteurs ont réussi à rendre l'organisme des épileptiques plus sensible à l'action du bromure de potassium, en soumettant les malades à un régime pauvre en chlorures.

En solution, il peut être prescrit :

Bromure de potassium	10 grammes
Eau distillée.	150 »

Une cuillerée à soupe contient un gramme de bromure.

Ou encore :

Bromure de potassium.	10 grammes
Bromure de sodium	5 » (chacun)
Bromure d'ammonium	
Eau distillée.	300 »

Chaque cuillerée à soupe contient un gramme de bromures totaux.

En sirop, on formulera :

Bromure de potassium	10 grammes
Sirop d'écorce d'oranges amères . . .	180 »

Une cuillerée à soupe équivaut à un gramme de bromure.

Calomel.

Le calomel constitue, non seulement, un des meilleurs purgatifs, mais aussi, un agent précieux et actif contre les processus phlegmasiques de l'œil au nombre desquels il faut citer : la scléro-choroïdite antérieure, l'iritis, l'hyalitis, l'irido-cyclite, l'ophtalmie sympathique et la thrombo-phlébite.

Lorsqu'on recherchera un effet purgatif, on le donnera, aux adultes en cachets, à la dose de 0 gr. 60 et, aux enfants, mélangé à du sucre en poudre à la dose de 0 gr. 05 par année d'âge à partir de 2 ans. Bien que contestées, les précautions suivantes sont alors utiles à prendre : proscrire l'usage des boissons acides et des mets salés et épicés.

Les doses fractionnées (0 gr. 03 à 0 gr. 05) seront de mise si c'est une indication antiseptique et légèrement dérivative que l'on veut remplir.

Chloral.

Le chloral peut rendre des services, en oculistique, comme hypnotique. Il ne faut pas lui demander une action analgésique. Lorsque l'élément douleur existe, intense, il est préférable de s'adresser à d'autres agents, mais surtout à la morphine seule ou associée au chloral. Panas le prescrivait après l'opération de la cataracte chez les agités.

La dose habituelle du chloral est de 2 à 4 grammes chez l'adulte. Mais comme il agit vivement sur les muqueuses, il est bon de le diluer dans un excipient convenable. On peut employer le sirop de groseille, par exemple, qui masque son goût désagréable.

Hydrate de chloral.	10 grammes
Sirop de groseille	180 »

Une cuillerée à soupe contient un gramme de chloral.

En lavement, on le prescrit dans du lait.

Hydrate de chloral.	2 grammes
Lait.	150 »

Ergotine.

Dans le but de prévenir de nouvelles hémorragies lorsqu'il s'agit d'hémorragies de la rétine ou du vitré dites essentielles, on peut joindre, au traitement constitutionnel, l'action vaso-constrictive de la poudre fraîche d'ergot et de l'ergotine.

La poudre *fraîche* d'ergot est employée, seule ou associée à d'autres vaso-constricteurs, en cachets, jusqu'à deux grammes par jour. Mais la dose habituelle quotidienne est de 0 gr. 50.

L'ergotine est plus active et plus stable. On la prescrit, de préférence, sous la forme d'injections hypodermiques. On peut injecter X, XV et XX gouttes, par jour, de la solution Yvon, pendant dix à quinze jours. Après une suspension d'une à deux semaines on reprend, si besoin est, ce même traitement.

Fer.

Le nombre des préparations ferrugineuses prescrites, depuis un certain temps, est considérable. Il semble que les propriétés de ces préparations soient fonction de leur teneur en sesquioxyde de fer. Effectivement, il est impossible d'admettre que le fer, ainsi absorbé, entre pour une part quelconque dans la constitution de l'oxyhémoglobine des globules rouges. D'après Bunge, le but de l'administration des ferrugineux est de protéger les composés organiques assimilables du fer de l'alimentation, contre l'action de l'hydrogène sulfuré de l'intestin. Aussi, en résulte-t-il que la plupart des préparations ferrugineuses se valent. Cependant, je recommande comme plus facile à prendre et ayant une action très sûre, le protoxalate de fer. Aux enfants de un à deux ans, on donnera, dans un peu de soupe, une pincée de poudre de protoxalate de fer. Pour les enfants plus âgés et pour les adultes, on le prescrira en paquets ou en cachets.

Protoxalate de fer	0 gr. 15
Poudre de colombo.	0 » 05

pour un paquet ou un tout petit cachet ; un à deux par jour, suivant l'âge des enfants de 3 à 15 ans.

La dose de ces paquets ou cachets est doublée pour les adultes.

S'il y a constipation, il est utile de remplacer la poudre de colombo, par la poudre de rhubarbe dans les mêmes proportions.

Le rôle des ferrugineux est de modifier favorablement le terrain lymphatique ou dyscrasique des malades présentant de la conjonctivite printanière, de la blépharite, de la kérato-conjonctivite phlycténulaire, de la kératite parenchymateuse, etc. Dans tous ces cas, ils trouvent leur indication et sont d'une incontestable utilité, de même que l'arsenic, le quinquina, l'huile de foie de morue et autres corps gras, les phosphates et la lécithine dont il sera question au paragraphe qui est consacré à chacun d'eux.

Huile de foie de morue.

Je n'insiste pas sur son emploi qui est suffisamment connu.

En cas d'intolérance, on peut l'associer à l'eau de chaux à parties égales.

J'ajouterai qu'on a cherché à lui substituer différents corps gras. Qu'on n'oublie pas, à cet égard, que l'huile de foie de morue doit ses propriétés, en grande partie, sinon en totalité, aux combinaisons organiques de phosphore et d'iode qu'elle contient.

Huile de chaulmoogra.

Cette huile est employée dans le traitement des maladies de la peau, en général, dans la syphilis et, surtout, contre la lèpre. Comme on rencontre, encore assez souvent, des complications oculaires de la lèpre, il est tout naturel qu'elle trouve sa place ici.

On la donne à la dose de V à XXX gouttes par jour dans du lait ou sous forme de capsules ou de pilules.

Le principe actif de l'huile de chaulmoogra est l'acide gynocardique.

Iode.

L'iode métallique est employé, avec succès, contre le rhumatisme, la goutte et le lymphatisme. Il est prescrit sous la forme de teinture d'iode qui doit être fraîchement préparée et dont on prend X à XXX gouttes, par jour, dans un peu de *lait*. On peut encore administrer l'iode en injections intra-musculaires en utilisant la liqueur de Gram. En voici la formule :

Iode métallique.	1 gramme
Iodure de potassium.	3 »
Eau distillée	q. s. pour 300 cc.

On en injecte 1 à 2 centimètres cubes par jour.

Une forme excellente, pour faire assimiler l'iode chez les enfants, est le sirop iodo-tannique à côté duquel il faut, également, signaler le sirop de raifort iodé. Les enfants lymphatiques, scrofuleux prendront de l'un ou de l'autre de ces sirops, une cuillerée à café matin et soir une heure après le repas.

Iodoforme.

A côté de ses applications comme topique antiseptique et cicatrisant, l'iodoforme en présente d'autres d'*ordre général et interne*, mises en évidence par Panas et Labrique. Je veux parler de l'heureuse influence de l'iodoforme, *pris à l'intérieur*, contre les manifestations scrofulo-tuberculeuses *locales*.

En présence de certaines productions prêtant au doute

entre une tuberculose locale et une gomme syphilitique, plus ou moins caséifiée, du tractus uvéal et de l'iris et de kératites interstitielles hérédo-spécifiques rebelles et à répétition, Panas faisait souvent usage de l'iodoforme. Il s'est, toujours, applaudi des résultats qu'il en obtenait.

La dose utile et efficace est, pour les adultes, de 0 gr. 30 et, pour les enfants, de 0 gr. 05 par jour.

On le prescrit, en cachets, mélangé au double de son poids de poudre de café torréfié afin de masquer son odeur et à quantités fractionnées, à cause des susceptibilités individuelles.

Iodoforme pulvérisé.	0 gr. 10
Poudre de café torréfié	0 » 20

pour un cachet.

De un à trois cachets, par jour, avant les repas pendant vingt jours.

Il faut surveiller son emploi chez les cardiaques et les néphrétiques.

Iodures.

Parmi les iodures, celui de potassium tient incontestablement la première place. L'iodure de sodium qu'on a tenté de lui substituer, lui est de beaucoup inférieur. Si en effet, il a à son avantage une toxicité moindre, son altérabilité, d'abord, est très grande et son action thérapeutique bien moins marquée.

L'iodure de potassium s'élimine, on le sait, rapidement par les sécrétions (urines, salives, larmes, etc.). Ce fait a son importance, car l'organisme ne se laisse, souvent, impressionner et la maladie n'est, réellement et efficacement, combattue que si l'on a recours aux doses élevées. Mais celles-ci ne sont pas toujours bien tolérées par l'estomac. En ayant soin, cependant, de prescrire l'iodure de potassium dans un véhicule tel que le sirop d'écorces d'oranges amères et de le faire prendre dans du lait ou de la bière, on arrive à le faire supporter. On peut, encore, le donner à doses progressivement croissantes. C'est ainsi qu'on débutera par 0 gr. 50, par jour, pour atteindre 4 et 5 grammes, suivant la tolérance. Ce mode d'administration permet, également, d'éviter les accidents d'iodisme si fréquents, si désagréables et quelquefois graves : coryza, œdème des paupières, conjonctivite, larmoiement, céphalalgie, sécheresse de la gorge, raucité de la voix et œdème de la glotte. Jacquet a, récemment, observé un zona ophtalmique et une névralgie faciale à la suite d'une prise de 2 grammes d'iodure de potassium. Balzer, Faure et Beaulieu ont signalé l'aggravation de la conjonctivite à bacille de Weeks sous son influence. Moi-même j'ai souvent observé un œdème unilatéral considérable des paupières.

Pour éviter les inconvénients résultant de l'intolérance de ce médicament, on s'est adressé, dans ces derniers temps, à des préparations organiques d'iode telles que : *l'iodalose*, *l'iodipine*, *l'iodipalme*, *etc.*

Ces préparations sont, en vérité, mieux tolérées. Toutefois, leur expérimentation n'a pas duré assez longtemps pour que l'on puisse dire qu'elles remplacent, efficacement, l'iodure de potassium employé depuis des années, contre les manifestations syphilitiques et rhumatismales, celles de l'artério-sclérose et d'autres. Nous citerons : les paralysies musculaires, la kératite interstitielle, l'iritis, les choroïdites, les chorio-rétinites, la rétinite albuminurique, les hémorragies rétiniennes, les névrites optiques, les atrophies optiques.

Quoi qu'il en soit, l'iodipine (combinaison d'iode avec l'huile de sésame) est prescrite à 10 p. 100 à l'intérieur, à la dose de une à trois cuillerées à soupe par jour. Cette dose serait équivalente à 2 grammes d'iode.

Des injections hypodermiques, aussi, en ont été pratiquées.

Dans une communication faite à la Société de Dermatologie et de Syphiligraphie en 1902, Abadie a accusé l'iodure de potassium d'avoir, notablement, aggravé des accidents syphilitiques oculaires. Cet auteur a rapporté quatre observations où des sujets jeunes, récemment, *avariés* avaient présenté des formes insolites de manifestations syphilitiques oculaires rappelant le glaucome hémorragique. La suppression de l'iodure de potassium que prenaient, à doses élevées, ces malades, avait, conjointement avec un traitement hydrargyrique, amené la disparition des phénomènes inquiétants. Bien que l'observation d'Abadie soit d'une importance majeure, il n'en est pas moins vrai que l'iodure de potassium constitue le traitement héroïque des accidents tertiaires de la syphilis et, très souvent, de certains accidents secondaires.

L'iodure de potassium a été, encore, appliqué localement.

En 1861, Decondé préconisait, pour la cure des taies, la pommade suivante :

Iodure de potassium	0 gr. 30
Axonge	4 »
Huile de foie de morue.	

Martin (de Marseille) faisait usage, en 1863, des lavages de l'œil atteint de cataracte avec une solution d'iodure de potassium à 2 p. 100.

Récemment, Badal et son élève Dufour, Chevallereau et Etievant ont montré les heureux résultats qu'on peut attendre du traitement local des *cataractes commençantes dites séniles*, par les préparations iodurées. L'évolution de la cataracte sénile, au début, peut être indéfiniment retardée ; au contraire, celle des cataractes symptomatiques d'une affection du tractus uvéal ou de la rétine ne subit pas la moindre influence.

Pour Leprince, les effets des collyres iodurés, nuls à l'égard des cataractes séniles, sont encourageants dans les affections oculaires relevant du rhumatisme : sclérite, épisclérite, iridocyclite plastique.

Les préparations iodurées sont employées sous trois formes surtout : collyre, pommade, bains d'œil. Les injections sous-conjonctivales sont douloureuses et par cela même, fort peu conseillées.

Voici les formules courantes :

1° Collyre.

Iodure de potassium ou de sodium	0 gr. 25
Eau distillée.	10 »

Deux gouttes matin et soir.

2° Pommade.

Iodure de potassium ou de sodium	0 gr. 25
Vaseline	10 »

Matin et soir, gros comme une lentille dans le sac conjonctival.

3° Bains d'œil dans une œillère.

Iodure de potassium ou de sodium. . . .	7 gr. 50
Eau distillée	300 »

Lécithine.

La lécithine possède les mêmes propriétés thérapeutiques et les mêmes indications que le phosphore et le phosphure de zinc. Mais son usage est beaucoup plus facile parce qu'elle est dépourvue de toute toxicité (Billon).

Très employée en médecine générale, la lécithine peut être utilisée en ophtalmologie. C'est ainsi que le Dr Magnani l'a expérimentée dans la clinique du professeur Reymond à Turin. Ses essais ont porté sur 14 malades atteints d'affections cornéennes tuberculeuses. Ces 14 malades guérirent par la lécithine qui, dit-il, peut remplacer l'iode dans nombre de cas et doit même, quelquefois, le remplacer.

Les doses à donner, par jour, sont de 30 à 50 centigrammes pour les adultes ; de 10 à 30 centigrammes pour les enfants. Il est, en général, inutile de les dépasser.

Mercure.

La syphilis héréditaire ou acquise qui occupe une grande place dans la pathologie de l'œil, de ses annexes et des nerfs qui s'y rendent, ainsi que de nombreuses affections oculaires indépendantes de cette grave infection, trouvent, dans le mercure, leur principal agent de curation. L'action du mercure, dans leur traitement, est indéniable.

Quatre voies s'offrent au thérapeute pour l'administration de ce précieux médicament : *la voie respiratoire, la voie externe ou cutanée, la voie gastrique, et la voie hypodermique.*

Voie respiratoire. — La voie respiratoire a été utilisée autrefois dans la *méthode des fumigations* et plus récemment, par Merget, à l'aide de flanelles mercurielles et Welander, avec des sachets de mercure.

Les fumigations étaient fort actives mais imprécises et, par cela même, très dangereuses. Par contre, les flanelles et les sachets n'ont jamais pu affirmer leur action. Ces divers procédés ont, donc, été abandonnés.

Cependant, dès 1871, Panas, aidé de son interne en pharmacie, avait démontré par des expériences très méthodiques, instituées à l'hôpital Saint-Louis (1), que les frictions mercurielles devaient toute leur action à l'absorption des vapeurs métalliques par la voie pulmonaire, et il n'a cessé de professer qu'en faisant inhaler de l'air chargé de quantités strictement dosées de vapeurs hydrargyriques, le médecin serait en possession d'un mode thérapeutique précis et puissant réunissant tous les avantages des méthodes connues et n'ayant aucun de leurs inconvénients.

Les deux dernières années de sa vie, Panas a repris, à plus de trente ans de distance, sa collaboration avec le Dr P. Menière. Des expériences chimiques et physiologiques ont été faites, avec succès, sur ces données, et je sais que d'ici peu, une nouvelle méthode sera préconisée dans ce sens. D'après Panas et Menière, c'est la méthode de l'avenir.

Voie gastrique. — La voie gastrique a été introduite dans la pratique par Van Swieten. La commodité de ce mode de traitement et la facilité avec laquelle les malades peuvent le dissimuler expliquent, suffisamment, la préférence qu'on lui a donnée jusque dans ces derniers temps. Mais, devant les inconvénients multiples qu'il présente, la thérapeutique actuelle est tout entière à l'emploi du mercure en frictions, en injections hypodermiques ou intra-veineuses.

Voie externe ou cutanée. — Cette méthode dont Pa-

(1) Menière, *De la vitesse relative d'absorption par les différentes membranes de l'économie*, Thèse de Paris, 1873.

nas, il faut le dire, a été l'un des promoteurs en France, est basée sur les frictions à l'onguent napolitain. La dose journalière de chaque friction ne doit pas être inférieure à quatre grammes.

La friction est faite, le soir au moment de se coucher, à la racine de l'un ou l'autre membre inférieur, de l'un ou l'autre pli de l'avant-bras, alternativement. Sa durée peut varier entre 5 et 10 minutes. Inutile d'ajouter qu'il faut laver la région, très soigneusement, avant la friction et le lendemain au lever.

Injections hypodermiques. — La voie hypodermique présente plusieurs avantages : supériorité, rapidité et sûreté d'action, dosage exact et, tout comme les frictions, elle ménage l'appareil digestif.

On emploie des préparations solubles et des préparations insolubles. Avec les premières, les injections sont quotidiennes et à doses fractionnées ; avec les secondes, elles sont plus ou moins espacées et massives.

Sans nier l'utilité, dans certains cas, de ces dernières qui offrent toutefois des *inconvénients sérieux*, nous employons à l'Hôtel-Dieu les injections solubles ayant pour véhicule l'huile d'olives.

Au premier abord,les injections aqueuses semblent être plus rapidemennt absorbées. En réalité, cette absorption vise surtout l'eau et non pas le mercure. Au contraire, l'huile présente l'immense avantage de s'absorber lentement et de graduer, pour ainsi dire, l'introduction du mercure dans l'organisme tout en protégeant les tissus (Panas, Artault, de Lapersonne, Scrini).

C'est en se fondant sur ces considérations que Panas a songé à se servir de l'huile au biodure de mercure à 4 p. 1000, dont j'ai donné la formule p. 29, de préférence aux autres préparations aqueuses, y compris celles tenant en solution ce même sel.

Chaque centimètre cube de cette préparation contient quatre milligrammes de biiodure d'hydrargyre, dose journalière suffisante donnant des effets thérapeutiques sûrs, actifs, sans le moindre symptôme d'intoxication. Témoin ce cas cité par Panas de tertiarisme du nez, des amygdales et du sac lacrymal qui guérit dès la 6e ou la 7e injection ; témoin le cas du Professeur Dieulafoy relatif à un ulcère syphilitique de l'estomac accompagné d'hématémèses et d'émaciation extrême et où la 5e injection améliorait la situation et la 15e amenait la guérison avec retour du malade à la santé, pour ne citer que deux exemples.

Je dois ajouter qu'avec ces injections la douleur locale est, sinon nulle, au moins insignifiante et que les nodosités sont, le plus souvent, évitées surtout, si l'on a le soin d'étaler le liquide, doucement injecté, par un léger massage digital.

Il faut, en outre, que l'injection soit intra-musculaire. On choisit, dans ce but, la région fessière et, surtout, cette partie qui est limitée par une ligne oblique s'étendant, de haut en bas et de dedans en dehors, de l'épine iliaque supérieure et postérieure au grand trochanter. L'injection ne doit, en aucun cas, être faite en deçà de cette limite.

On se trouverait dans la zone dangereuse par rapport aux branches nerveuses du sciatique (Dopter et Tanton).

Enfin, l'injection doit être poussée aussi lentement que possible et à l'aide d'une seringue de Luer armée d'une aiguille en platine iridié de 4 centimètres de longueur.

On fait une série de 30 injections de 1 centimètre cube et, au besoin, de 2 centimètres cubes par jour, que l'on répète, alternant avec l'iodure de potassium, deux ou trois fois par an pendant deux et trois années, lorsque le traitement spécifique devra être prolongé.

Craignant que, dans certains cas graves, le titre de la solution ne soit pas suffisant, M. de Lapersonne étudie, en ce moment, à l'Hôtel-Dieu les effets thérapeutiques d'une solution également huileuse au sublimé à 1 p. 100. Chaque centimètre cube de cette nouvelle préparation contient 1 centigramme de sel d'hydragyre. Ici, encore, l'injection doit être intramusculaire.

Injections intraveineuses. — Cette méthode préconisée par Lane et Stoukowenkoff a donné avec le cyanure de mercure à Renaut et à Abadie des résultats encourageants.

L'avantage essentiel de ces injections est qu'elles ne déterminent jamais aucune douleur. A ce titre, elles sont indiquées chez les malades, moins rares qu'on ne le dit, pour lesquels toutes les injections intramusculaires sont douloureuses. Elles le sont encore dans les cas où le patient, lardé d'injections fessières, gêné par des nodules douloureux à la pression, a besoin de continuer encore un traitement énergique.

Ni dans la théorie, ni dans la pratique, nous ne trouvons, avec Rochon-Duvigneaud, de raison de les croire plus actives que les autres injections intramusculaires ou hypodermiques. Mais, si elles ne sont pas plus efficaces, elles le sont tout autant, et l'absence de douleur que le médecin n'apprécie peut-être pas toujours autant qu'il convient, justifie la méthode intraveineuse dans les cas que je viens d'indiquer.

Avant d'entreprendre des injections intraveineuses chez un malade, il faut rechercher si l'on peut donner aux veines de ses avant-bras une saillie et une tension snffisantes pour pénétrer, à coup sûr, dans le vaisseau avec l'aiguille à injection. Un lien élastique appliqué vers la partie inférieure du bras, le malade serrant le poing, le bras étant dans une position déclive, on voit les veines de l'avant-bras devenir presque toujours, au bout d'un peu de temps, assez saillantes et tendues pour permettre l'opération. Il suffit qu'une seule veine du pli du coude se présente dans ces conditions, de préférence la veine externe, la médiane céphalique.

Presque tous les hommes, beaucoup de femmes, se montrent ainsi aptes à recevoir des injections intraveineuses. Mais il faut, absolument, s'abstenir de cette méthode chez les sujets dont les veines ne sont pas rendues suffisamment accessibles par les moyens indiqués.

L'injection sera faite avec une solution stérilisée de cyanure de mercure au centième (cyanure de mercure

0 gr. 50, eau distillée 50 gr.). L'instrument nécessaire est une seringue à piston de verre de un à deux centimètres cubes, munie d'une aiguille, de longueur ordinaire, en platine iridié. On fait bouillir la seringue et l'aiguille, on savonne l'avant-bras du malade ; cela suffit absolument. Le bras étant préparé et les veines rendues saillantes, on choisit une veine bien tendue, de celles que l'on sent plutôt qu'on ne voit (les veines molles, mobiles, immédiatement sous-cutanées, si apparentes soient-elles, doivent être évitées) et, fixant avec la main gauche le bras du patient, l'opérateur enfonce l'aiguille suivant l'axe du vaisseau et avec l'obliquité voulue pour atteindre la colonne sanguine. Avec un peu d'habitude, on pénètre presque toujours d'emblée dans le vaisseau, on sent l'aiguille libre, le sang reflue dans la seringue ; on peut l'aspirer par un léger retrait du piston. Il ne faut jamais pousser l'injection, sans que la pénétration facile du sang dans la seringue ait démontré que l'aiguille est dans la colonne sanguine. Le sang venu, on pousse l'injection lentement en faisant relâcher le lien constricteur. Puis, on retire l'aiguille, le malade levant immédiatement son bras en l'air pour faire diminuer la tension veineuse. Dans ces conditions, aucune goutte de sang ne vient sourdre au point piqué. On n'applique aucun pansement ; le collodion est plus nuisible qu'utile.

La dose habituelle est de 1 centimètre cube de la solution indiquée, soit 1 centigramme de cyanure, tous les deux jours. On peut parfaitement, dans les cas graves, porter la dose *quotidienne* à 1 centimètre et même à 2 centimètres cubes. Mais il faut, comme le conseille Rochon-Duvigneaud, toujours tâter au début la susceptibilité du malade, en injectant, tout d'abord, 1/4 puis 1/2 centimètre cube, et cela, à cause de la rapidité de diffusion du mercure par la voie sanguine plus grande que par la méthode intramusculaire. Ajoutons, cependant, que la plupart des sujets jeunes supportent parfaitement 1 centimètre cube d'emblée. C'est surtout chez les vieillards qu'il faut surveiller la progression des poses.

Le nombre des injections intramusculaires n'est, en général, limité que par les indications thérapeutiques générales. Bien qu'il soit préférable de disséminer les piqûres, les veines peuvent être piquées, un grand nombre de fois, dans des points très voisins sans qu'il en résulte d'inconvénients, pourvu que l'asepsie soit bien réalisée et qu'on observe, soigneusement, la règle de n'injecter que lorsque le sang reflue bien dans la seringue.

Nous n'avons jamais observé d'accidents généraux. Pour plus de prudence, le malade restera assis au moment de l'injection, afin d'éviter toute tendance à la syncope.

Il est nécessaire, pendant toute la durée du traitement mercuriel, de surveiller l'état des gencives. Pour éviter toute complication, moins fréquente avec les injections mais toujours possible, on peut avoir recours, en dehors des soins minutieux de la bouche, à des gargarismes avec la solution suivante :

Chlorate de potasse.	6	grammes
Eau distillée.	300	»

ou à la poudre dentifrice composée de Panas :

Poudre de quinquina	10 grammes
Craie lavée.	10 »
Extrait de cachou.	4 »
Extrait de ratanhia	2 »
Essence de menthe.	Q. S.

Morphine.

Le chlorhydrate de morphine, en injection hypodermique, rend d'excellents services toutes les fois qu'il s'agit de calmer des douleurs oculaires vives ou une photophobie intense. Il peut être, aussi, un agent antiphlogistique puissant dans les iritis (Panas).

Son seul inconvénient c'est que, chez certains individus, à cause d'une intolérance particulière, il provoque des vertiges, des nausées et même des vomissements. Ces accidents dus à une idiosyncrasie peuvent avoir aussi pour origine l'ancienneté de la solution. Celle-ci, en effet, ne se conserve pas longtemps, même stérilisée et même renfermée dans des ampoules.

Voici une formule donnant de bons résultats et se conservant bien pendant quelques jours :

Chlorhydrate de morphine.	0 gr. 10
Eau de laurier cerise	1 »
Eau distillée	4 »

Cinq gouttes de cette solution représentent 1/2 centigramme de morphine.

Christophe Fronmuller est grand partisan de la *poudre de Dower* pour combattre la douleur dans l'ulcère de la cornée, l'iritis et le glaucome aigu. On la prescrit en cachets de 0 gr. 15 et on en prend de 0 gr. 30 à 0 gr. 50 par jour.

Phosphate de chaux.

Il est bon de faire remarquer avec Billon qu'il semble s'être établi, dans l'esprit du médecin, une confusion entre *la médication par les agents phosphorés* et *la suralimentation phosphatée.*

Dans un organisme que l'on suppose recevoir une quantité insuffisante d'aliments phosphorés, on peut facilement combler cette lacune par un choix d'aliments riches en phosphore tels que jaune d'œuf, cervelle, etc. et graines de céréales prescrites, sous forme de décoction, que je conseille tout particulièrement.

Voici la formule de Springer :

Faire bouillir pendant 3 heures dans deux litres d'eau additionnée de 50 grammes de sucre, une cuillerée à soupe de blé, d'avoine, d'orge, de son et de maïs. Laisser refroidir, puis passer à travers un tamis fin.

A faire prendre dans la journée ou à table comme boisson, en y ajoutant un peu d'eau de fleurs d'orangers, pour l'aromatiser.

Veut-on, au contraire, utiliser les propriétés excitantes du phosphore et de certains de ses composés présentant cet élément sous une forme particulièrement labile, on aura recours soit au phosphore en nature, peu utilisé à cause de la difficulté de son maniement, soit au phosphure de zinc, soit, surtout, à la lécithine, corps qui a été introduit par Billon dans la thérapeutique pratique.

Si d'autre part, on juge utile de faire pénétrer dans la circulation des composés minéraux du phosphore, on doit se rappeler qu'il suffit de mélanger le phosphate tribasique de chaux avec des substances sucrées (glucose, lactose, sucre) pour assurer sa solubilité et répondre à toutes les indications. La vieille décoction blanche de Sydenham réalise, d'une façon heureuse, ces conditions.

Les glycérophosphates de chaux et de soude sont, également, de bonnes préparations qu'on administre à la dose de 0 gr. 60 par jour.

Glycérophosphate de chaux. . . . . 0 gr. 30

Pour un cachet.

Un cachet à prendre au déjeuner et au dîner.

Pilocarpine.

La pilocarpine, alcaloïde du jaborandi, est un diaphorétique en même temps qu'un syalagogue présentant certaines indications en ophtalmologie. C'est qu'on a vu les sudations et la salivation, produites par cet alcaloïde, favoriser la résorption d'hémorragies rétiniennes, d'exsudats irido-choroïdiens, et influencer, favorablement, les décollements de la rétine.

Son mode d'administration est variable.

On donne la pilocarpine sous forme d'infusion de poudre de feuilles de jaborandi, d'injection hypodermique ou de solution.

Poudre fraîchement préparée de feuilles de jaborandi 1 à 3 grammes. Faire infuser pendant 10 minutes dans une tasse à café d'eau bouillante et filtrer à travers un linge fin. Sucrer ensuite. Prendre cette infusion le matin à jeun. Garder le lit tant que durera l'action diaphorétique.

Comme la teneur, en pilocarpine, des feuilles de jaborandi est extrêmement variable, il vaut beaucoup mieux employer la pilocarpine, en solution, dans une tisane ou en injection hypodermique.

On peut avec Chevallereau prescrire :

Chlorhydrate de pilocarpine.	0 gr. 015
Eau distillée.	10 »

A prendre le matin à jeûn dans une infusion de tilleul. Reprendre trois à quatre fois, suivant les cas, à quelques jours d'intervalle.

Pour les injections hypodermiques qu'on fait à l'avant-bras, voici une formule :

Nitrate ou chlorhydrate de pilocarpine. . .	0 gr. 20
Eau distillée.	5 »

Cinq gouttes de cette solution contiennent 1 centigramme de sel. C'est la dose habituelle.

Suivant les tempéraments, à côté de l'action diaphorétique et syalagogue, la pilocarpine peut occasionner des nausées, des vomissements, de la céphalalgie, de la lassitude et même la syncope. C'est pour cette raison qu'il faut se montrer très circonspect dans son emploi, surtout quand il s'agit de sujets affaiblis, âgés, cardiaques et de femmes enceintes ou de jeunes enfants.

Quinine.

Les sels de quinine sont employés dans le traitement des troubles oculaires ayant pour cause l'impaludisme et contre les phénomènes douloureux de la ténonite et de l'iritis, de la sclérite, de l'episclérite, etc.

Habituellement, on prescrit le sulfate, le bromhydrate ou le chlorhydro-sulfate, jusqu'à 1 gramme par jour, en cachets de 0 gr. 20 et 0 gr. 50.

Dans les cas graves et rebelles, on peut, pour agir vite, avoir recours aux injections hypodermiques qui sont en général très douloureuses. Voici, cependant, une formule qui permet de les rendres indolores.

Chlorhydro-sulfate de quinine.	2 gr.
Stovaïne.	0 » 05
Eau distillée bouillie.	10 »

Chaque centimètre cube de cette solution contient 0 gr. 20 de sel de quinine. On peut injecter jusqu'à 2 centimètres cubes par jour.

Toutefois, on usera avec prudence des sels quiniques. On sait qu'ils sont susceptibles d'entraîner des désordres du côté des cellules ganglionnaires de la rétine donnant lieu à de l'amblyopie dont le mécanisme a été si bien étudié par mon excellent ami le Dr Druault.

Salicylates.

Depuis l'introduction du salicylate de soude dans le traitement du rhumatisme, on préconise ce médicament contre les affections des yeux relevant de cette diathèse.

De ce nombre sont : la ténonite, la sclérite, l'épisclérite, l'iritis. Sans nier d'une façon formelle l'action favorable qu'il peut imprimer à la marche de ces affections, il faut reconnaître son influence analgésique manifeste et énergique, l'élément douleur étant ici très accusé.

On prescrit le salicylate de soude à la dose de 2, 4 ou 6 grammes, par jour, en cachets de 0 gr. 50. On en cessera l'emploi à l'apparition des phénomènes d'intolérance : vomissements, vertiges, accidents cérébraux et bourdonnements d'oreilles, plus fréquents chez l'adulte que chez l'enfant auquel on fait prendre des doses moindres.

A cause des antécédents arthritiques qu'on y rencontre, Chibret a conseillé de traiter le goitre exophtalmique par le salicylate de soude, à la dose de 5 grammes par jour.

Le professeur Bouchard a, dans ces derniers temps, attiré l'attention sur le très heureux emploi local du salicylate de soude dans les affections rhumatismales. C'est là un procédé à recommander, en certaines circonstances, devant des intolérances gastriques ou des accidents généraux et dont l'efficacité mettrait en relief l'absorption cutanée et muqueuse que cependant beaucoup d'auteurs contestent encore.

Sérums artificiels.

Les sérums artificiels sont des solutions salines, à des concentrations plus ou moins variables, employées en injections hypodermique ou intraveineuses.

On distingue les sérums dilués et les sérums concentrés. Chacun de ces groupes a ses indications spéciales.

1° Sérums dilués. — Celui qu'on emploie le plus souvent, c'est le sérum dilué dit physiologique. Il est prescrit :

Chlorure de sodium.	7 gr. 50
Eau distillée stérilisée. . . . . . . Q. S. pour	1.000 cc.

dont on fait des injections *massives* ou *modérées*. Les

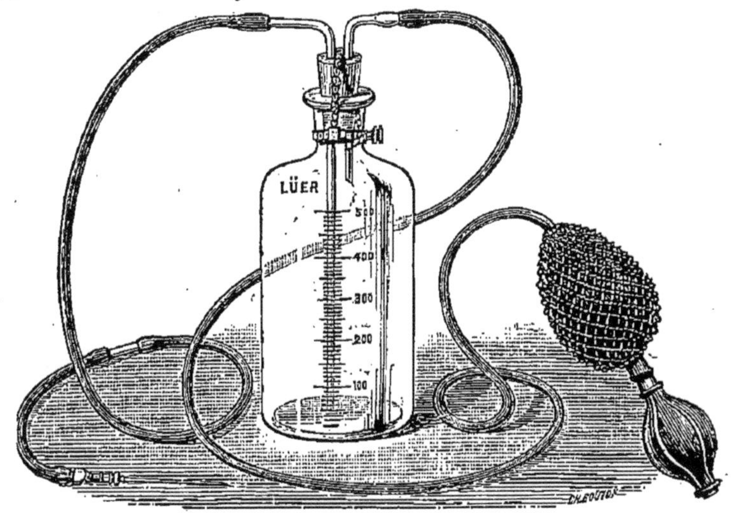

Fig. 31. — Appareil pour injection de sérum artificiel

premières sont pratiquées soit au flanc, soit à la région hypogastrique ; les injections modérées, et principalement à la région fessière.

Lorsqu'elles sont massives, il est prudent de changer l'aiguille de place et cela, pour éviter la distension des tissus. Le mode opératoire de ces injections est trop connu pour qu'il soit nécessaire d'y insister.

Un appareil commode pour les injections massives est celui que représente la figure ci-dessus (fig. 31), composé d'un flacon fermé d'un bouchon percé de deux orifices, par où passent deux tubes de verre coudés. A l'un de ces tubes est adapté un tube de caoutchouc portant une aiguille du platine iridiée de 4 centimètres. L'autre est relié à une soufflerie.

Les injections intraveineuses se font, de préférence, dans la veine médiane du bras.

On connaît les cas de cécité consécutifs à des hémorragies graves. Aussi y doit-on avoir recours lorsqu'on se trouve en présence d'hémorragies abondantes. Il est également indiqué dans les infections graves. Des décollements des tissus, de l'infiltration du tissu cellulaire et des muscles, des hémorragies locales, etc., ont été observés à la suite de ces injections.

2° SÉRUMS CONCENTRÉS. — Je ne m'appesantirai pas sur ces sérums concentrés (Hayem, Huchard, Chéron) qui contiennent, en outre du chlorure de sodium, d'autres sels : phosphate, carbonate, sulfate de soude.

Ils sont surtout employés en thérapeutique générale comme toniques nervins.

Je citerai seulement le sérum de Truneček, préconisé chez les artério-scléreux. On en fait une injection par jour de 1 à 5 centimètres cubes.

En voici la formule :

Sulfate de soude.	0 gr. 44
Chlorure de sodium.	4 » 92
Phosphate de soude.	0 » 15
Carbonate de soude.	0 » 21
Sulfate de potasse	0 » 40
Eau distillée. . . . . Q. S. pour	100 »

Sérums organiques.

Parmi les différents sérums organiques préconisés, le seul dont la valeur *préventive ou curative* soit nettement établie, est le sérum antidiphtérique Behring-Roux. Il est indiqué dans la diphtérie oculaire présumée ou établie par l'examen microscopique et les cultures.

Préventivement, on peut injecter, à l'aide de la seringue de Roux, dans le tissu cellulaire sous-cutané du flanc ou de la région hypogastrique, 10 et même 20 centimètres cubes.

Lorsque l'examen bactériologique a confirmé le diagnostic, on pratiquera la même injection, dans les mêmes conditions et, comme l'a conseillé Coppez, on fera, en même temps, des attouchements de la conjonctive ou des injections sous-conjonctivales avec quelques gouttes de ce sérum. Ce même traitement sera renouvelé pendant quelques jours, s'il y a lieu.

Sodium (Chlorure de).

Le chlorure de sodium joue, dans l'économie, on pourrait même dire dans la biologie générale des êtres vivants, un rôle si important qu'il n'est pas surprenant de le retrouver à tous les chapitres de la thérapeutique.

Nous l'avons vu employer en topique, nous le retrouvons dans le traitement général sous forme de sérums ; c'est aussi de lui qu'il s'agit à propos des actions osmotiques sur lesquelles Widal et Jocqs ont attiré l'attention, et auxquelles se rattache encore la théorie de substitution de Richet et de Toulouse ; différents points sur lesquels j'ai déjà, en temps et lieu, insisté. C'est, en tout cas, la justification du titre de panacée que porte, aux yeux du vulgaire, le chlorure de sodium.

Je n'envisage ici que l'action tonique, sédative et antidiathésique du chlorure de sodium employé sous forme de lotions, de bains artificiels ou marins dans les manifestations scrofuleuses, en particulier.

On prescrit les bains tièdes à 37° avec 1/2 kilog. de sel de cuisine par bain d'enfant. La dose varie nécessairement pour les adultes suivant la sensibilité individuelle et l'effet qu'on désire obtenir.

Tous les accidents se rattachant manifestement à la scrofulose (kératite phlycténulaire à répétition, iritis tuberculeuse, etc.) sont justiciables du climat et des bains marins ; on pourrait encore recommander quelques stations comme Salies-de-Béarn et Salins du Jura, etc.

Substances osmotiques.

S'inspirant des travaux de Widal, Lemierre et Javal sur la *cure de déchloruration* en pathologie générale, Cantonnet a essayé, à l'Hôtel-Dieu, de l'appliquer au glaucome.

En considérant l'œil comme une cavité annexe, un diverticule du système lymphatique général, Cantonnet a pensé que les modifications du sang, au triple point de vue du volume, de la concentration moléculaire et de la composition obtenue par la thérapeutique pourraient retentir sur *le volume, la concentration moléculaire et la composition des humeurs de l'œil*, tout comme elles retentissent sur le système lymphatique général,

Le rein étant le dépurateur total du corps, il faudra avant tout tenir compte de sa valeur fonctionnelle, de sa perméabilité. L'épreuve au bleu de méthylène ne lui paraît pas indispensable. Il recherche la perméabilité rénale aux chlorures.

Lorsqu'un sujet atteint de glaucome a, nettement, une très mauvaise perméabilité et fait, sûrement, de la rétention chlorurique (ce que montrent les œdèmes, les hydropisies, les signes d'urémie légères), Cantonnet fait la déchloruration soit, par la suppression totale du sel dans les aliments, le pain, etc., soit par l'intestin en provoquant une chasse chlorurique et diarrhéique par le sulfate de soude, ou bien par le rein, en administrant la lactose, diurétique, osmotique qui peut provoquer une polyurie entraînant des chlorures, ou encore et surtout par l'action simultanée de ces trois modes de déchloruration.

Si le sujet ne présente aucune trace d'imperméabilité manifeste, il donne, après avoir dosé les chlorures émis dans l'urine, pendant 4 ou 5 jours (le régime alimentaire et les conditions de vie restant les mêmes), soit 5 grammes lorsqu'il veut être très prudent, soit 10 grammes de chlorure de sodium, en ingestion pendant un jour ou deux et il dose, alors, le taux de chlorure émis. La comparaison des chiffres des chlorures et des quantités d'urine avant et après la « dose d'épreuve » lui montre s'il peut agir par chloruration et donner une « dose thérapeutique », plus élevée que la première si cela est nécessaire. L'amendement ou la disparition des douleurs, le relèvement de l'acuité visuelle et du champ visuel, dans les cas mêmes où la pilocarpine avait été totalement suspendue, lui ont montré que, si l'on arrive à poser exactement les indications de ce traitement osmotique du glaucome, on peut en obtenir de bons résultats, à condition de se rappeler toujours que l'administration du chlorure de sodium doit être cessée si une infection, même légère (coryza, angine), se présentait et que la constipation doit être toujours combattue.

Restriction faite du point de départ théorique de cette nouvelle thérapeutique du glaucome, ces considérations sont fort intéressantes et ont besoin encore de la sanction d'une observation clinique très prolongée.

Strychnine.

La strychnine, excitant et stimulant du système nerveux, convient dans les atrophies optiques et les paralysies oculaires d'origine cérébro-médullaire, infectieuse et toxique.

On peut prescrire le sulfate de strychnine en pilules.

Sulfate de strychnine.	0 gr. 001
Quassine cristallisée.	0 gr. 001
Poudre de rhubarbe	Q. S. pour une pilule

Deux à trois pilules par jour.

En solution :

Sulfate de strychnine	0 gr. 05
Eau distillée	100 »

Une cuillerée à café à déjeuner et à dîner, ce qui équivaut à cinq milligrammes par jour.

En injection sous-cutanée :

Sulfate de strychnine.	0 gr. 25
Eau distillée bouillie	125 »

Un centimètre cube de cette solution contient *deux milligrammes* de sulfate de strychnine.

On commence par injecter un *demi-milligramme*, puis un milligramme, soit à l'avant bras, soit à la tempe.

Etant donné la grande activité de cette substance, il est toujours recommandé de commencer par de petites doses qu'on augmente progressivement. Des crampes aux mollets et une excitabilité générale avertissent qu'il faut en cesser l'administration.

Avec les médecins anglais on peut conseiller l'usage de la teinture de noix vomique. On prescrit V, X, XV à XX gouttes par jour.

Sulfate de soude.

Les purgatifs sont d'un usage fréquent, en raison de leur action décongestionnante du côté de la tête et de leur effet dérivatif sur l'intestin. Leur nombre est considérable.

Un des meilleurs parmi les *salins* est, assurément, le sulfate de soude dont on fait prendre 30 à 40 grammes dans du bouillon aux herbes. On l'ordonnera toutes les fois qu'on voudra faire une dérivation ou une révulsion intestinale dans l'iritis aiguë, la névrite optique, l'apoplexie rétinienne, etc.

J'ajouterai, pour mémoire, que les purgatifs drastiques, à cause de leur action irritante, sont peu recommandables.

Nécessité d'un examen et d'une thérapeutique rhinologiques dans les affections oculaires.

L'influence des lésions nasales dans l'étiologie de nombreuses affections oculaires est, aujourd'hui, admise sans conteste, qu'on se rattache à la théorie vasculaire (Ziem), à la théorie nerveuse ou réflexe (Berger), ou que l'on se réclame de l'origine infectieuse (Ziem, G. Gellé, de Lapersonne) pour en expliquer le mécanisme.

Il faut songer à une infection possible d'origine nasale lorsqu'il s'agit de dacryocystites, de blépharo-conjonctivites, d'iritis, de kératite ulcéreuse et phlycténulaire, de névrite optique, de phlegmon de l'orbite..., etc. Telle affection, en effet, qui paraissait rebelle au traitement oculaire, le mieux dirigé, s'amende et guérit par une thérapeutique nasale appropriée et concomitante.

CONSULTATIONS SUR QUELQUES MALADIES FRÉQUENTES

A l'exemple du professeur Grasset en thérapeutique médicale, je réunirai ici quelques consultations de la pratique journalière susceptibles, à mon avis, de rendre service.

Dans un but de simplification, je grouperai volontairement, dans une même consultation, des affections qui, si elles diffèrent au point de vue bactériologique ou étiologique, se rapprochent au point de vue thérapeutique.

I. — Paupières.

1. — Blépharite impétigineuse.

Fréquente chez les enfants. — Bord libre des paupières rouge, gonflé. — Petites concrétions jaunâtres, adhérentes à la racine des cils. — Quelquefois érosions, ulcérations ou abcès. — Chute des cils. — Démangeaisons. — Impétigo des narines, du sillon rétro-auriculaire. — Scrofule.

1. — Ramollir et faire tomber les croûtes — s'il y en a — par l'application de cataplasmes de farine de graine de lin chauds, recouverts de taffetas gommé, ou de compresses chaudes également enveloppées.

2. — Epiler les cils malades.

3. — Matin et soir, laver les yeux avec des tampons

d'ouate hydrophile trempés dans la solution suivante, préalablement tiédie au bain-marie :

Acide borique.	30 grammes
Eau distillée	1 litre

Essuyer ensuite avec un tampon d'ouate sec.

4. — Le soir, au moment du coucher, après le lavage et après avoir essuyé les paupières avec un tampon d'ouate hydrophile sec, graisser le bord libre, à la racine des cils, avec un peu de cette pommade dédoublée ou non :

Oxyde jaune d'hydrargyre préparé par voie humide	0 gr. 10
Vaseline neutre	ââ 5 »
Lanoline.	

5. — Deux à trois fois par semaine prendre un bain salé tiède.

6. — Avant les deux principaux repas, prendre dans un peu de lait ou d'eau une cuillerée à café de

Ovo-lécithine.	200 grammes

ou bien, une heure après les deux principaux repas, une cuillerée à café de

Sirop iodo-tannique	200 grammes

2. — Blépharite squameuse ou pityriasique.

Fréquente chez l'adulte. — Concomitante avec le pityriasis du cuir chevelu. — Exfoliation furfuracée du bord libre des paupières.

1. — Laver, matin et soir, les yeux avec des boulettes d'ouate hydrophile imbibées de la solution suivante, préalablement tiédie au bain-marie :

Biborate de soude.	20 grammes
Eau distillée.	1 litre

ou de :

Naphtol B	0 gr. 10
Eau distillée	1 litre

2. — Le soir, après le lavage, graisser le bord des paupières, à la racine des cils, avec un peu de cette pommade :

Ichthyol	0 gr. 10
Oxyde de zinc.	1 »
Vaseline neutre	10 »

ou avec :

Soufre précipité	0 gr. 20
Vaseline neutre	10 »

ou encore avec :

Résorcine.	0 gr. 10
Oxyde de zinc.	1 »
Vaseline neutre	10 »

3. — S'abstenir des épices, des coquillages, du poisson de mer, d'alcool, du tabac.

4. — Porter des verres fumés teinte n° 1 ou n° 2.

II. — Conjonctive.

1. — Conjonctivite catarrhale aigue.

Bacille de Weeks. — Diplobacille. — Le matin, cils agglutinés. — Conjonctive injectée, humide. — Filaments dans la secrétion conjonctivale du cul-de-sac inférieur ou sécrétion abondante et épaisse. — Pas d'injection péri-kératique. — Sensation de cuisson, de gravier. — Démangeaisons. — Photophobie. — Exacerbation vespérale des phénomènes subjectifs.

A. — Sécrétion peu abondante.

1. — Prévenir de la contagion possible, l'entourage. Soins de propreté. Eviter de porter les doigts aux yeux.

2. — Pas de bandeau, mais porter des lunettes avec verres larges fumés teinte n° 1 ou n° 2.

3. — Le matin, à midi et le soir, laver les yeux au moyen de tampons de ouate hydrophile imbibés de la solution suivante :

Cyanure de mercure	0 gr. 50
Eau distillée.	1 litre

ou bien, d'une solution d'acide borique à 30 p. 1.000 ou de biborate de soude à 20 p. 1.000.

4. — Le matin, après le lavage, instiller avec un compte-gouttes, deux à trois gouttes dans chaque œil, du collyre n° 1.

Chlorhydrate de cocaïne.	0 gr. 10
Eau distillée.	10 »

et deux à trois minutes après, faire une instillation de quatre à cinq gouttes du collyre n° 2.

Sulfate de zinc	0 gr. 10
Eau distillée	10 »

5. — Eviter la fumée, la poussière et toute fatigue des yeux.

B. — La sécrétion est abondante et épaisse.

1. — Mêmes soins de protection et d'antisepsie que dans A.

2. — Lavages fréquents et méticuleux des yeux avec une solution antiseptique pour débarrasser les paupières

et les culs-de-sac conjonctivaux de la sécrétion. Essuyer avec du coton sec.

3. — Après anesthésie à la cocaïne, renverser soigneusement les paupières et faire avec, un tampon d'ouate, une application de la solution suivante :

Nitrate d'argent cristallisé.	0 gr. 10
Eau distillée	10 »

neutraliser rapidement, avec de l'eau salée ;
ou bien, à la place de la nitratation, instiller trois à quatre gouttes de ce collyre :

Protargol.	0 gr. 25
Eau distillée	10 »

4. — Le soir, avant de se coucher, graisser le bord des paupières avec un peu de la pommade suivante :

Oxyde de zinc	0 gr. 50
Acide borique.	0 » 15
Vaseline neutre	5 »

ou avec

Calomel porphyrisé	0 gr. 10
Vaseline neutre.	10 »

ou encore avec

Résorcine.	0 gr. 10
Oxyde de zinc.	1 »
Vaseline neutre.	10 »

2. — Ophtalmie purulente des nouveau-nés.

Examen bactériologique indispensable. — Gonocoque. — Paupières rouges œdémateuses, difficiles à écarter. — Conjonctive épaisse, infiltrée, tomenteuse, rouge. — Chémosis enchâssant la cornée. — Sécrétion très abondante, purulente, jaune-citrin, quelquefois sanguinolente. — Complications cornéennes, infiltration, ulcération perforations, à redouter. — Souvent ganglion préauriculaire.

1. — Prévenir l'entourage du danger de la contagion.

2. — Détruire, par le feu, tous les objets de pansement ayant servi.

3. — Si l'affection est monoculaire, protéger l'œil sain, au moyen d'un verre de montre maintenu par quelques tours de bande ou enchâssé à l'aide du diachylon.

4. — Pas de bandeau, ni compressif, ni flottant.

5. — Plusieurs fois par jour, essuyer soigneusement les paupières, avec des tampons d'ouate hydrophile, de façon à les débarrasser de toutes sécrétions.

6. — Quatre fois par jour, pratiquer des irrigations au moyen du laveur de Kalt ou à l'aide du blépharostat de Pley, avec la solution suivante :

Permanganate de potasse.	0 gr. 30
Eau distillée.	1000 »

7. — Essuyer et sécher avec des tampons de coton hydrophile sec.

8. — Le matin et dans l'après-midi, entre les irrigations, retourner les paupières et faire, au moyen d'un tampon d'ouate enroulé au bout d'un stylet, une large application de

Nitrate d'argent cristallisé.	0 gr. 20
Eau distillée	20 »

Neutraliser rapidement à l'eau salée.

9. — Maintenir sur les paupières des compresses humides évaporantes.

10. — Surveiller l'état de la cornée. — En cas d'infiltration et d'ulcération, préserver la cornée du contact du nitrate d'argent et appliquer la pommade suivante :

Iodoforme dissous dans l'éther	0 gr. 25
Vaseline neutre	10 »

11. — En cas d'imminence de perforation, éviter l'enclavement de l'iris en instillant avec un compte-gouttes, deux gouttes de

Sulfate n. d'atropine	0 gr. 02
Eau distillée bouillie	5 ou 10 »

12. — La suppuration a changé de caractères. Réduire le nombre des irrigations et faire une seule application argentique par jour, le matin de préférence.

13. — La sécrétion est légère. — Laver les yeux matin et soir à l'eau boriquée à 3 p. 100 ou à l'eau bouillie et faire une instillation le matin de quelques gouttes de

Sulfate de zinc	0 gr. 10
Eau distillée bouillie	10 »

3. — Conjonctivite blennorrhagique de l'adulte.

Même symptomatologie que dans l'ophtalmie purulente du nouveau-né. — Gravité plus grande. — Fréquence et rapidité des lésions cornéennes.

Même thérapeutique. Même prophylaxie pour le second œil, lorsqu'un seul est atteint et pour l'entourage ou les personnes qui soignent le malade.

4. — Conjonctivite diphtérique.

Paupières gonflées, dures, énormes. — Sécrétion muco-purulente généralement discrète. — Conjonctive tarsienne peu vascularisée. A sa surface, fausse membrane se détachant facilement (superficielle), ou difficilement et se reproduisant rapidement. — Au-dessous, muqueuse rouge. — Lésions cornéennes fréquentes. — Ganglions préauriculaires et cervicaux tuméfiés. — Examen bactériologique indispensable.

1. — Isoler le malade.

2. — Protéger l'œil sain à l'aide d'un verre de montre appliqué au moyen du diachylon ou du collodion.

3.— Laver l'œil malade, deux à trois fois par jour, avec de l'eau bouillie *tiède* ou de l'eau boriquée à 3 p. 100 également *tiède*.

4. — Faire, sur la conjonctive tarsienne, des applications de quelques gouttes de sérum antidiphtérique et, au flanc, une injection sous-conjonctivale de 20 centimètres cubes de sérum qu'on renouvellera les jours suivants si besoin est.

5. — Protéger la cornée, en appliquant entre les paupières un peu de cette pommade :

Iodoforme dissous dans l'éther	0 gr. 25
Vaseline neutre	10 »

6. — En cas de lésions cornéennes, instiller, avant l'application de la pommade, deux gouttes de ce collyre :

Sulfate n. d'atropine	0 gr. 01
Eau distillée	5 »

5. — Conjonctivite granuleuse.

Paupières gonflées rouges. — Paupière supérieure tombante. — Catarrhe léger ou suppuration assez abondante. — Cils agglutinés. — Conjonctive tarsienne rouge villeuse. —

Conjonctive tarsienne surtout présente des saillies volumineuses dures. — Conjonctive bulbaire injectée. — Lésions cornéennes. — Larmoiement. — Photophobie. — Sensation de gravier. — Cuisson.

1. — Porter des lunettes avec verres larges fumés, teinte n° 1 ou n° 2.

2. — Avertir, de la contagion, l'entourage. Soins de propreté. Eviter de porter les doigts aux yeux. Se servir d'objets de toilette affectés à sa personne seulement.

3. — Trois à quatre fois par jour, laver les yeux avec des tampons d'ouate hydrophile trempés dans la solution suivante :

Cyanure de mercure.	0 gr. 50
Eau distillée	1 litre.

4. — S'il y a suppuration, après anesthésie cocaïnique, renverser les paupières et faire, avec un tampon d'ouate, une large application de

Nitrate d'argent cristallisé.	0 gr. 10
Eau distillée	10 »

Neutraliser, ensuite, rapidement avec la solution salée.

5. — Suspendre la nitratation à la disparition de la purulence des sécrétions.

6. — Après cocaïnisation, toucher la conjonctive tarsienne avec un tampon d'ouate hydrophile imbibé de

Sulfate de cuivre.	1 gr.
Glycérine neutre	10 »

Appliquer des compresses évaporantes immédiatement après ;

ou bien après la cocaïnisation, toucher la conjonctive

au moyen d'un tampon d'ouate fixé sur un stylet avec

Sublimé	0 gr. 20
Chlorure de sodium.	0 » 50
Eau distillée.	10 »

7. — Dans les formes graves, recourir aux scarifications, à l'expression ou au brossage des granulations.

8. — Surveiller l'état de la cornée.

9. — Si les phénomènes inflammatoires sont intenses supprimer les topiques irritants et faire des applications de

Iodoforme dissous dans l'éther	0 gr. 30
Chlorhydrate de cocaïne	0 » 10
Vaseline neutre	10 »

III. — Cornée.

I. — Kérato-conjonctivite phlycténulaire.

Phénomènes plus ou moins marqués de conjonctivite catarrhale. — Apparition de petites vésicules uniques ou multiples siégeant sur la conjonctive, sur la cornée ou sur le limbe. — Ulcérations consécutives, perforation de la cornée. — Vascularisation de la cornée. — Photophobie accusée. — Larmoiement. — Blépharospasme. — Rhagades à l'angle externe. — Récidives fréquentes. — Impétigo. — Scrofule.

1. — Porter des lunettes avec verres fumés, teinte n° 1 ou n° 2. Bandeau flottant pour les plus jeunes enfants.

2. — Laver, trois fois par jour, les yeux avec de l'eau boriquée à 30 p. 10.000.

3. — Instiller, matin et soir, deux gouttes dans les yeux de ce collyre :

Chlorhydrate de cocaïne.	0 gr. 10
Eau distillée	10 »

4. — Le soir, avant de se coucher, introduire, derrière la paupière inférieure, gros comme un grain de chènevis de cette pommade.

Calomel à la vapeur.	0 gr. 10
Vaseline neutre.	10 »

5. — S'il y a des phénomènes réactionnels, intenses, éviter les topiques irritants et instiller le collyre de cocaïne et ensuite, introduire, entre les paupières, un peu de la pommade suivante :

Iodoforme dissous dans l'éther	0 gr. 25
Vaseline neutre.	10 »

6. — S'il y a participation de l'iris, instiller deux gouttes de ce collyre :

Atropine pure.	0 gr. 02
Huile d'olives lavée et stérilisée	10 »

7. — En cas de persistance du blépharospasme, pratiquer une canthoplastie.

8. — Prendre deux bains salés tièdes par semaine. Friction sèche, après, sur tout le corps.

9. — Après les deux principaux repas, prendre une cuillerée à café de

Sirop iodo-tannique.	200 gr.

2. — Ulcère serpigineux de la cornée.

Ulcération grisâtre, jaunâtre, semilunaire. — Infiltration marquée des bords. — Souvent hypopyon. — Injection périkératique. — Injection conjonctivale. — Chémosis. — Douleurs ciliaires vives. — Photophobie. — Larmoiement. — Traumatisme. — Dacryocystite. — Etat général dyscrasique.

1. — Traiter la cause.

2. — Faire, quatre fois par jour, des lavages avec de l'eau bouillie ou cette solution :

Cyanure de mercure.	0 gr. 25
Eau distillée	1 litre.

3. — Instiller, deux fois par jour, deux gouttes de :

1) Chlorhydrate de cocaïne.	0 gr. 10
Eau distillée	10 gr.
2) Sulfate n. d'atropine.	0 gr. 02
Eau distillée	5 gr.
3) Violet de méthylène 6 B chimiquement pur.	0 gr. 01
Eau distillée	10 gr.

4. — Appliquer, entre les paupières, un peu de cette pommade :

Iodoforme dissous dans l'éther	0 gr. 25
Vaseline neutre.	10 gr.

5. — Bandeau occlusif non compressif et verres fumés.

6. — En cas de douleurs, faire une ponction scléro-cornéenne inférieure.

7. — En cas de purulence forte, cautérisation de l'ulcère au galvano-cautère et vider l'hypopyon. Atropine d'une façon intensive.

8. — S'il y a panophtalmie, faire l'exentération ignée.

3. — Pannus de la cornée.

Lymphatique ou consécutif à la conjonctivite granuleuse. — Réseau vasculaire dans un tissu néoformé sous l'épithélium cornéen plus ou moins serré et important. — Larmoiement. — Photophobie. — Blépharospasme.

1. — Traiter les granulations (trachome), l'état général (lymphatisme).

2. — Lunettes avec verres fumés, teinte n° 3.

3. — Fomentations chaudes enveloppées.

4. — Instiller, deux à trois fois par jour, deux gouttes de ce collyre :

Cocaïne pure	0 gr. 05
Atropine pure	0 » 02
Huile d'olives lavée et stérilisée.	5 »

5. — Le soir avant de se coucher, introduire entre les paupières, gros comme une lentille de cette pommade :

Oxyde jaune préparé par voie humide.	0 gr. 10
Vaseline neutre.	ââ 5 »
Lanoline.	

6. — Si les phénomènes réactionnels sont intenses préférer l'application de la pommade suivante :

Iodoforme dissous dans l'éther	0 gr. 30
Vaseline neutre	10 »

7. — Péritomie.

4. — Taies de la cornée.

Tissu cicatriciel opaque d'épaisseur variable : leucome, albugo, néphélion. — Suivant le siège et l'étendue, vision intacte, troublée, diminuée ou abolie.

1.— Tous les matins, prendre une douche oculaire, de 10 minutes de durée, avec l'appareil de Lourenço.

2. — Tous les soirs, introduire entre les paupières gros comme un petit pois de cette pommade :

Oxyde jaune d'hydrargyre préparé par voie humide . . . . 0 gr. 10
Lanoline . . . . } ââ 5 »
Vaseline. . . . . }

3. — Ou bien, tous les deux jours après instillation d'un collyre à la cocaïne, les paupières étant écartées, insuffler ou laisser tomber sur la cornée une pincée de

Calomel porphyrisé . . . . 10 gr.

pour provision.

Faire suivre d'un léger massage à travers la paupière supérieure et laver ensuite, soigneusement, les culs-de-sac conjonctivaux.

4. — Essayer les injections sous-conjonctivales de benzoate de lithine.

5. — Kératite parenchymateuse.

Généralement bilatérale. — Stade d'infiltration et stade de vascularisation. — Infiltration cornéenne profonde circonscrite, isolée ou diffuse et confluente. — Cornée grise d'aspect mat. — Injection perikératique très vive. — Iritis concomitante. — Vision troublée.— Larmoiement. — Photophobie. — Douleurs modérées ou violentes. — Fréquente chez les jeunes sujets. — Scrofule. — Hérédo-spécificité.

1. — Porter des verres fumés, teinte n° 3. — Bandeau flottant. — Repos.

2. — Trois fois par jour, pendant une demi-heure chaque fois, appliquer sur les yeux, après les avoir bien exprimées, des compresses de ouate hydrophile trempées dans l'eau de sureau chaude. Les recouvrir avec du taffetas gommé et les maintenir sur place par un tour de bande.

3. — Trois fois par jour, instiller avec un compte-gouttes dans le cul-de-sac conjonctival, deux gouttes du collyre suivant :

Cocaïne pure	0 gr. 10
Huile d'olives lavée et stérilisée	10 »

Immédiatement après, instiller deux gouttes de ce collyre :

Atropine pure.	0 gr. 10
Huile d'olives lavée et stérilisée.	10 »

4. — En cas de douleurs vives et de phénomènes réactionnels intenses, poser à la tempe deux sangsues. A leur chute, appliquer un cataplasme de farine de graine de lin bien chaud recouvert de taffetas gommé.

5. — Lorsque la vascularisation a diminué (période de régression) prendre tous les matins une douche, de un quart d'heure, avec l'appareil de Lourenço.

6. — Diminuer le nombre des instillations du collyre à l'atropine, arriver graduellement à n'en faire qu'une tous les jours, puis tous les deux jours, etc.

7. — Introduire derrière la paupière inférieure, gros comme un grain de chènevis de cette pommade :

Oxyde jaune d'hydrargyre préparé par voie humide.	0 gr. 10
Vaseline neutre	10 »

ou de celle ci :

Calomel porphyrisé	0 gr. 10
Vaseline neutre	10 »

8. — Dès le début, instituer le traitement général. Tous

les soirs, faire sur l'un et l'autre pli de l'avant-bras, alternativement, une friction avec :

Onguent napolitain	2 à 4 grammes

pour une boîte.

Le lendemain matin, savonner la région.

Continuer les frictions pendant vingt jours.

Ou pendant vingt jours, faire tous les jours une injection intra-musculaire de 1/2 ou 1 centimètre cube de :

Biiodure d'hydrargyre	0 gr. 12
Huile d'olives lavée et stérilisée	30 »

ou de

Sublimé	0 gr. 30
Huile d'olives lavée et stérilisée	30 »

9. — Les vingt jours suivants, prendre avant le déjeuner et le dîner, une cuillerée à soupe de :

Iodure de potassium	10 à 15 gr.
Sirop d'écorces d'oranges amères	300 »

10. — Enfin, donner de l'huile de foie de morue ou de la poudre d'iodoforme, ou encore de la lécithine.

IV. — Iris.

Iritis.

Photophobie. — Larmoiement. — Douleurs oculaires et circum-orbitaires. — Insomnies. — Vision trouble, diminuée. — Rougeur de la conjonctive. — Injection péri-kératique. — Décoloration de l'iris. — Pupille petite, rétrécie, irrégulière, grisâtre. — Synéchies postérieures. — Spécificité. — Rhumatisme. — Infection.

1. — Bandeau flottant. — Lunettes avec verres larges fumés, teinte n° 3, ou léger bandage occlusif. — Repos.

2. — Trois à quatre fois par jour, pendant une heure chaque fois, appliquer sur l'œil malade, les paupières étant fermées, des cataplasmes de farine de graine de lin non rance, recouverts de taffetas gommé. Les renouveler toutes les vingt minutes par séance.

3. — Quatre fois par jour, instiller, avec un compte-gouttes, deux gouttes de ce collyre :

Cocaïne pure.	0 gr. 10
Atropine pure	0 » 02
Huile d'olives lavée et stérilisée.	10 »

4. — Si les douleurs sont vives, appliquer à la tempe deux sangsues et faire à la tempe une injection hypodermique de morphine ou de dionine.

5. — Prendre deux des cachets suivants :

Sulfate de quinine.	0 gr. 25

pour un cachet ;
ou bien de :

Aspirine	0 gr. 50

pour un cachet.

6. — Surveiller la tension intra-oculaire. S'il y a de l'hypertension persistante, supprimer le collyre à l'atropine et faire des instillations de :

Pilocarpine pure.	0 gr. 05
Huile d'olives lavée et stérilisée	5 »

ou, si malgré cela, l'hypertonie se maintient, faire des ponctions cornéennes.

7. — Traitement spécifique par les injections huileuses de biiodure d'hydrargyre ou de sublimé, comme pour la kératite parenchymateuse, ou traitement antirhumatismal par les alcalins et le salicylate de soude.

8. — A mesure que les phénomènes s'amendent, on réduira graduellement le nombre des instillations d'atropine, puis on les espacera et on ne les cessera que quelques jours après la guérison.

V. — Sclérotique.

Sclérite et épisclérite boutonneuse.

Elevure rouge ou injection profonde violacée juxta-cornéenne. — Légère infiltration de la cornée au voisinage de la lésion sclérale. — Photophobie nulle ou légère. — Douleur localisée à la pression. — Quelquefois douleurs spontanées intenses. — Rhumatisme. — Goutte. — Récidives fréquentes.

1. — Porter des lunettes avec verres fumés, teinte n° 1 ou n° 2.

2. — Deux à trois fois par jour, pendant une demi-heure chaque fois, appliquer sur l'œil malade, les paupières étant fermées, des compresses de ouate hydrophile trempées dans l'eau boriquée chaude et après les avoir bien exprimées. Les recouvrir avec du taffetas gommé. Les renouveler toutes les trois à quatre minutes.

3. — Trois fois par jour, instiller avec un compte-gouttes deux gouttes de ce collyre :

Cocaïne pure	0 gr. 10
Huile d'olives lavée et stérilisée	10 »

et ensuite, une goutte de :

Atropine pure.	0 gr. 02
Huile d'olives lavée et stérilisée	10 »

4. — Le soir, avant de se coucher, introduire derrière la paupière inférieure, gros comme un grain de chènevis, de cette pommade :

Calomel	0 gr. 10
Vaseline neutre.	10 »

Faire ensuite, avec le pouce, à travers la paupière supérieure, un léger massage.

5. — Avant les deux principaux repas, prendre un des cachets suivants :

Salicylate de soude	0 gr. 50
Bicarbonate de soude	0 » 25

pour un cachet ; quatre à six cachets par jour ;
ou bien :

Aspirine	0 gr. 50

pour un cachet : trois à quatre cachets par jour

6. — Si l'affection est rebelle à tous les traitements recourir aux pointes de feu ou à l'électrolyse.

VI. — Glaucome.

Glaucome aigu et subaigu primitif.

Stéphanopsie, cercles irisés autour de la flamme d'une lampe. — Obnubilation. — Aggravation des symptômes par crises successives pouvant être séparées par des périodes de vision tout à fait normale. — Cornée mate. — Chambre antérieure diminuée, effacée. — Iris quelquefois terne, atrophique par segment. — Pupille dilatée, *alors que dans l'iritis, elle est toujours contractée.* — Vascularisation variable. — Œil dur, hypertension.

Etat glaucomateux aigu avec ou sans attaque nette.

1. — Repos moral absolu nécessaire. Eviter l'air confiné. Bandeau flottant.

2. — Quatre à cinq fois par jour, instiller avec un compte-gouttes deux gouttes de ce collyre :

Esérine pure.	0 gr. 10
Huile d'olives lavée et stérilisée.	10 »

3. — Faire à la tempe, une injection hypodermique de 5 à 10 gouttes de :

Chlorhydrate de morphine.	0 gr. 05
Eau distillée bouillie	10 »

Ou faire une instillation de quelques gouttes de :

Dionine pure	0 gr. 50
Eau distillée.	10 »

4. — Ce traitement étant simplement palliatif, suspensif, dans certains cas, recourir à l'iridectomie après avoir préparé l'œil par les myotiques, l'ésérine surtout.

5. — Les fomentations chaudes et les cataplasmes peuvent être appliquées comme adjuvants du traitement médical.

TABLE DES MATIÈRES

TABLE ANALYTIQUE

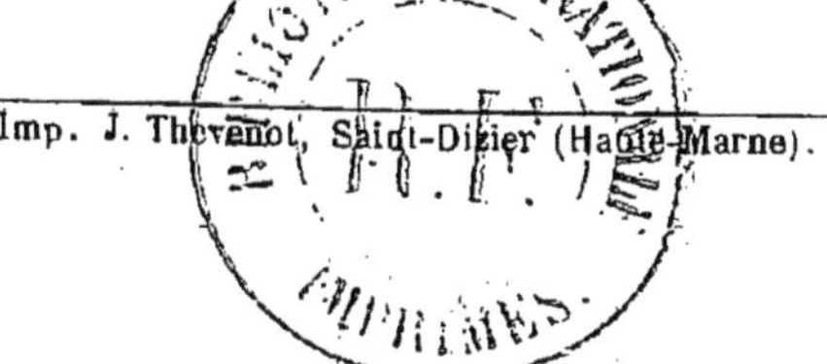

Imp. J. Thévenot, Saint-Dizier (Haute-Marne).

www.ingramcontent.com/pod-product-compliance
Ingram Content Group UK Ltd.
Pitfield, Milton Keynes, MK11 3LW, UK
UKHW020102200726
13856UKWH00002B/332

9 782012 466944